Platte/Korenke

Epilepsie: Neue Chancen mit der ketogenen Diät

Für

Albert J. (Mickey) Stunkard, M.D.
University of Pennsylvania, Philadelphia, USA

Danke für alles!

Über die Autoren

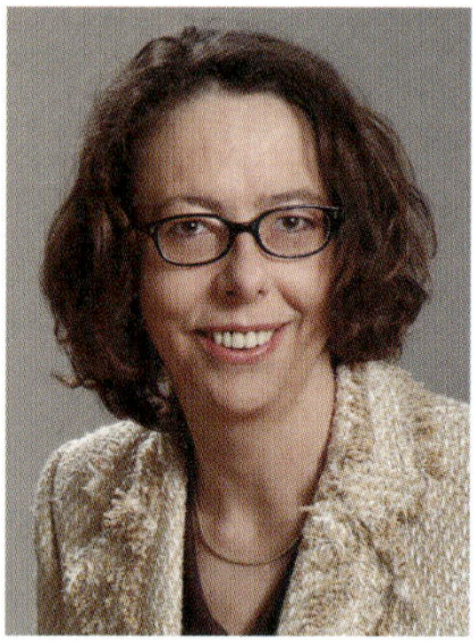

Dr. rer. nat. Petra Platte arbeitet seit mehr als 10 Jahren eng mit Kollegen der University of Pennsylvania in Philadelphia und der National Institutes of Health in Baltimore, zwei der angesehensten Adressen in den USA, zusammen. Schwerpunkte ihrer Forschung sind normales und gestörtes Essverhalten. Ihre Arbeiten wurden mit namhaften Wissenschaftspreisen ausgezeichnet.

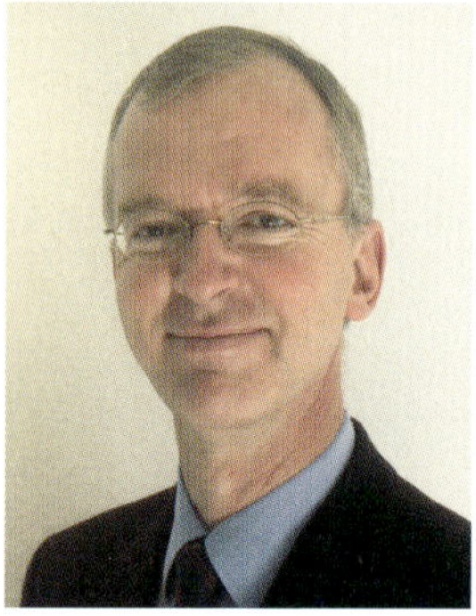

Prof. Dr. med. Christoph Korenke ist Kinder- und Jugendarzt, Neuropädiater und seit 1999 Klinikdirektor der Kinderklinik in Oldenburg. Im Rahmen seiner Ausbildung in Freiburg, Nijmegen (Niederlande) und Göttingen hat er sich insbesondere mit Epilepsien, angeborenen Stoffwechselerkrankungen und dem Fettstoffwechsel beschäftigt. Eines seiner Schwerpunktgebiete ist seit über 6 Jahren die ketogene Diät. Die ketogene Diät wird in der Oldenburger Kinderklinik von einem speziellen Keto-Team für Kinder mit Epilepsien und Stoffwechselerkrankungen durchgeführt.

Dr. rer. nat. Petra Platte
Prof. Dr. med. Christoph Korenke

Epilepsie: Neue Chancen mit der ketogenen Diät

- Wie sie hilft und wie sie durchgeführt wird
- So gelingt die Umstellung
- So macht Ihr Kind gut mit

Mit vielen Rezepten

TRIAS

Inhalt

Einführung

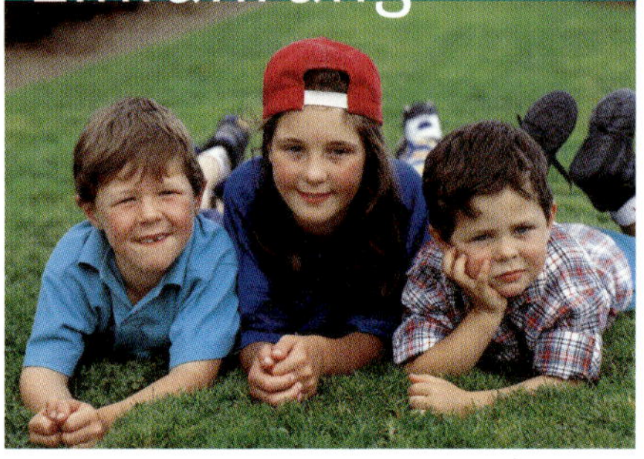

Entscheidung

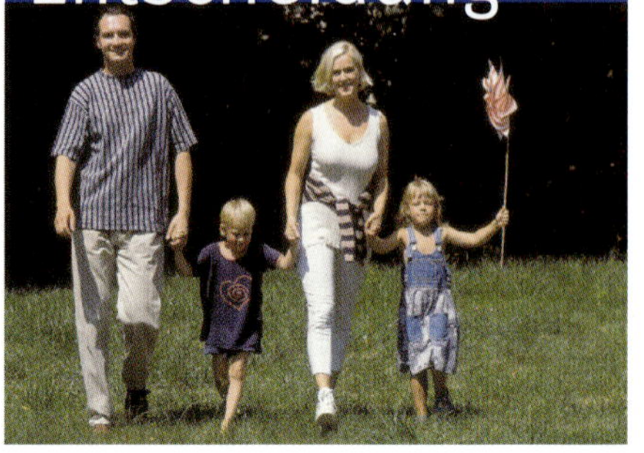

Ernährung

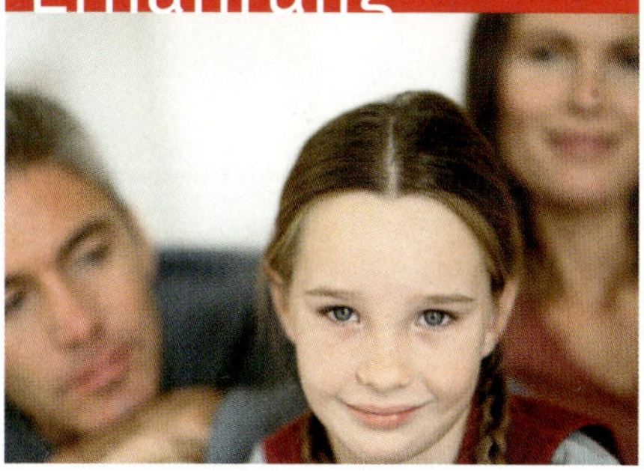

Inhalt

Selbsthilfe

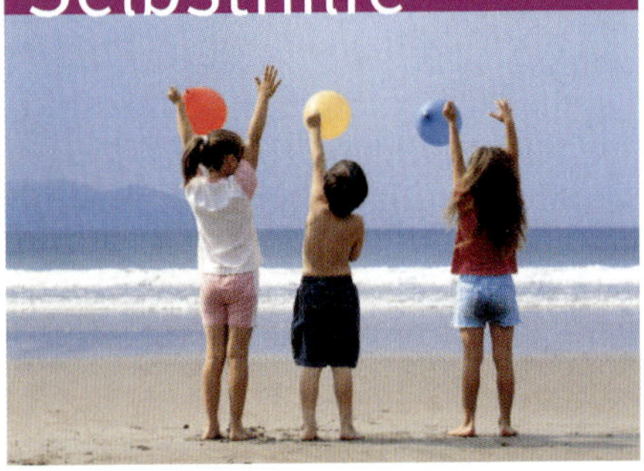

Rezepte

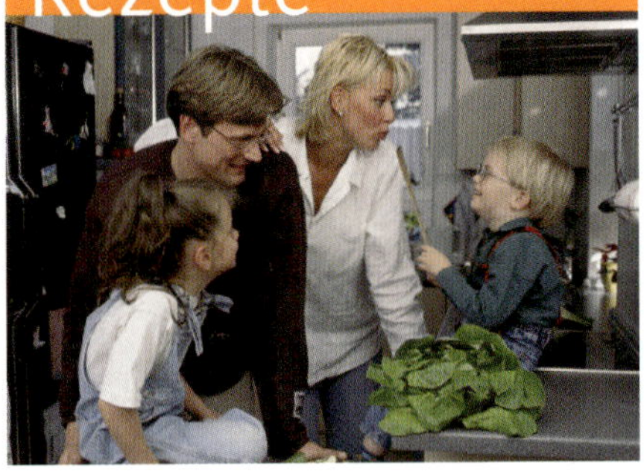

Information

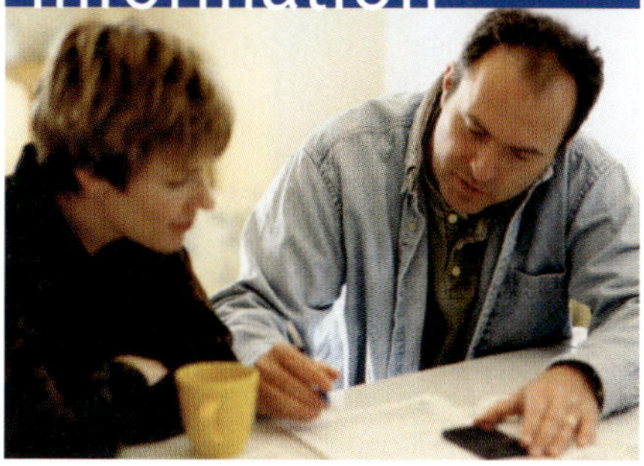

Danksagung

Wir danken den Ärztinnen/Ärzten und Diätassistentinnen verschiedener Keto-Teams in den Vereinigten Staaten von Amerika, die uns beim Erstellen dieses Buches geholfen haben. Ohne deren selbstlose Hilfe und deren prompte Antworten bei Anfragen wären uns viele Stolpersteine dieser Diät nicht klar geworden.

Insbesondere danken wir dem Keto-Team von Dr. Christina Berqvist und ihrer Diätassistentin Christina Frantz (University of Pennsylvania, Philadelphia, PA). Beide ließen keine Frage unbeantwortet. Dank ihrer Hilfe wurden uns die Unterschiede zwischen der deutschen und amerikanischen ketogenen Diät klar. Die für dieses Team selbstverständliche Unterstützung unserer Arbeit bildet die Grundlage für das vorliegende Buch. Wir wissen, dass diese Unterstützung nicht selbstverständlich war und sind von ganzem Herzen dankbar.

Wir danken Dr. John M. Freeman (Baltimore, MD) für die Beantwortung unserer Fragen. Dr. Judith Beck und Dr. Alec Wilson haben uns von den guten Erfolgsaussichten – bei richtiger Anwendung – berichtet. Dr. George Papanicolaou gab den Anstoß, dieses Buch zu schreiben. Danke!

Agnes Voges (Diätassistentin, Kinderklinik Oldenburg) gilt unser Dank, denn sie hat die vielen Ratschläge aus den USA auf die deutsche Diät übertragen.

Allen Eltern, die uns immer wieder von ihren Erfahrungen während der ketogenen Diät berichtet und die uns viele praktische Hinweise gegeben haben, möchten wir danken. Von ganzem Herzen danken wir aber unseren Keto-Kindern: Ihr seid die wahren Helden!

Vorwort

Ihr Kind leidet unter epileptischen Anfällen? Sie haben gemeinsam mit Ihrem Arzt schon viele Medikamente ausprobiert. Keines hilft oder die Nebenwirkungen sind einfach zu stark. Sie sind verzweifelt, weil Sie machtlos zusehen müssen, wie Ihr Kind von Anfällen geschüttelt wird. Dann wäre die ketogene Diät möglicherweise eine Chance für Ihr Kind.

Die ketogene Diät wird als »alternative Behandlungsmethode« in Lehrbüchern erwähnt. Die Worte »alternativ« und »Diät« könnten dazu führen, dass man den Eindruck erhält, dem Körper hiermit etwas Gutes zu tun. Nur die Nahrungszusammensetzung ändern, keine Medikamente mehr nehmen und die Anfälle nehmen ab. Die ketogene Diät muss jedoch wie ein Medikament betrachtet werden. Sie kann Nebenwirkungen haben.

Die Wahrscheinlichkeit jedoch, dass die ketogene Diät nach dem zehnten erfolglos ausprobierten Medikament zu einer deutlichen Verbesserung der Epilepsie führt, beträgt bis zu 50%. Würde man dagegen ein elftes Medikament ausprobieren, so wäre die Wahrscheinlichkeit niedriger als 2%, dass das Medikament wirkt.

Ihr Kind gehört also zu den 30% der Betroffenen, bei denen die verfügbaren Medikamente nicht anschlagen. Den meisten der immerhin 800000 Betroffenen in Deutschland kann jedoch medikamentös geholfen werden. Deshalb ist die Einnahme eines Medikaments auch die Behandlung der ersten Wahl, wenn der Arzt eine Epilepsie feststellt.

Oftmals nehmen Patienten das erste Medikament ein und werden anfallsfrei. Kinder und Jugendliche, bei denen das erste oder zweite Medikament geholfen hat, nehmen die Arznei für einige Jahre, das Medikament wird dann herunterdosiert und die Kinder führen danach – und auch schon während der Medikamenteneinnahme – ein ganz normales Leben.

Epilepsie ist keine Geisteskrankheit. Erst wenn die Anfälle medikamentös nicht behandelt werden können, kann sie zu verminderten kognitiven Leistungen führen. Oftmals fühlen sich die Patienten nach einem Anfall sehr müde, sie schlafen also vermehrt. Natürlich kann man sich vorstellen, dass ein Anfall die Konzentration herabsetzt. Verstärkte Müdigkeit kann auch als Folge der antiepileptischen medikamentösen Behandlung auftreten. Das Ziel der Behandlung ist die Anfallsfreiheit bei guter Verträglichkeit der Behandlung.

Helfen die Medikamente nicht, wird oft ein epilepsiechirurgischer Eingriff diskutiert. Handelt es sich um eine klar abgrenzbare Stelle im Gehirn, von der der Anfall ausgeht, so hat der Patient wiederum eine sehr gute Chance auf Anfallsfreiheit. Wenn jedoch auch die Epilepsiechirurgie nicht helfen kann, da man das anfallsauslösende Areal nicht orten kann und schon zehn Medikamente ohne Effekt ausprobiert wurden, beginnt die Suche nach anderen Therapieformen.

Und dann könnte die ketogene Diät ins Spiel kommen. Diese Behandlung wurde in den USA wiederentdeckt und weiterentwickelt und ist hierzulande noch wenig verbreitet. In Gesprächen mit Eltern, deren Kinder ketogen ernährt wurden, stellten wir fest, dass es bisher auch keine ausführlichen deutschen Richtlinien für diese Behandlungsmethode gibt, und dass zum Teil auch Fehler gemacht wurden. Die amerikanischen Leitlinien können nicht einfach übersetzt werden, da es Unterschiede in den Nahrungsmitteln zwischen den Kontinenten gibt. Das vorliegende Buch stellt einen Fahrplan dar, wie die Diät angewendet wird, welche Probleme auftreten können und welche Lösungen es für diese Probleme gibt.

Niemand kann vorhersagen, bei welcher Art von Anfällen diese Diät wirkt. Niemand kann die Frage beantworten, was die genauen Wirkmechanismen der Diät sind. Und niemand kann die Frage beantworten, ob die Familie diese Art der Ernährung eines Familienmitglieds unterstützen kann. Man muss es mit dem behandelnden Arzt besprechen, überlegen ob es nicht auch für sein Kind sinnvoll ist und muss es dann gemeinsam ausprobieren.

Wir wissen, dass die ketogene Diät bei jüngeren Kindern einfacher durchzuführen ist als bei älteren Kindern, was auf die Eigenständigkeit der älteren Kinder zurückzuführen ist, in dem Sinne, dass sie zwischendurch »Unerlaubtes« naschen. Wir wissen auch, dass Kinder mit dieser Art der Ernährung längst nicht so viele Probleme haben wie Erwachsene. Sie haben noch nicht so viele Lernerfahrungen, ihre Ernährungsgewohnheiten sind noch nicht festgefahren. Hier soll ein Überblick über die Entstehung und Durchführung der Diät und den Einsatz in der klinischen Praxis gegeben werden. Das Buch richtet sich mit seinen vielen Hinweisen zur praktischen Durchführung sowohl an Eltern als auch an Fachpersonal, die dieser »alten Methode« eine neue Chance geben möchten.

Petra Platte
Christoph Korenke

Einführung

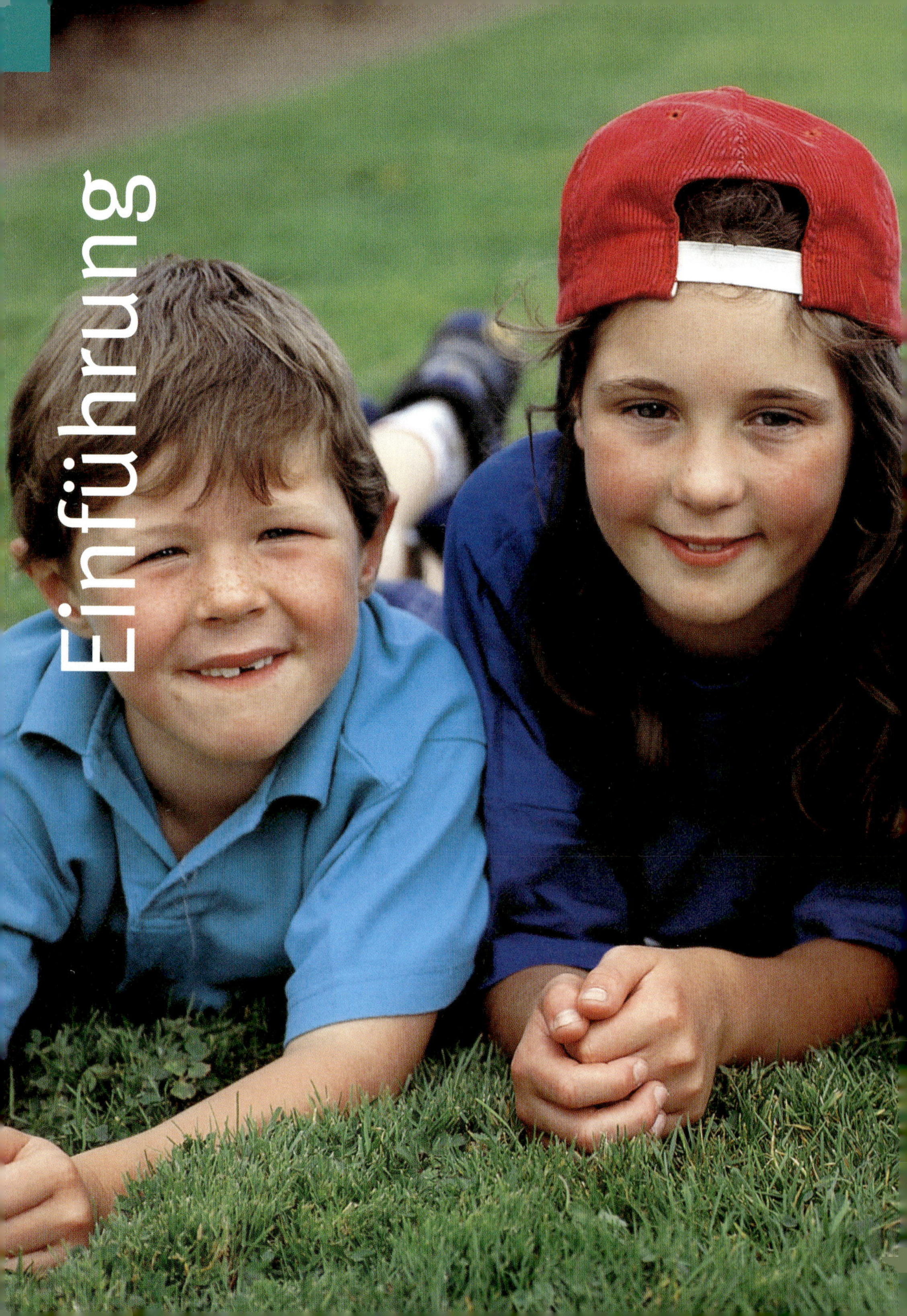

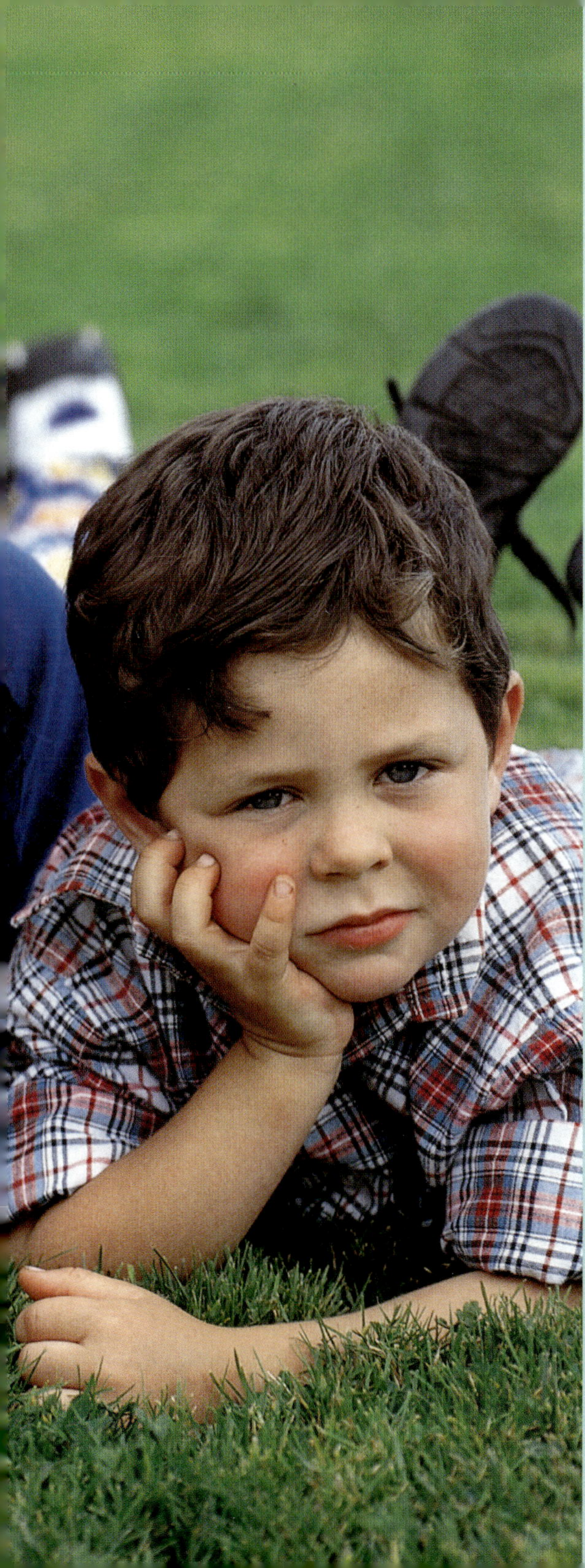

Einführung

In diesem Kapitel wollen wir Ihnen einen ersten Überblick geben.
Sie erfahren in Grundzügen, was die ketogene Diät ist und wem sie helfen könnte.

Was ist eine ketogene Diät?

Die ketogene Diät ist keine herkömmliche »Diät zum Abnehmen«, sondern eine spezielle Ernährung für Kinder, aber auch Erwachsene, die unter Epilepsie leiden. Das Hauptmerkmal ist, dass das Kind – oder der Erwachsene – sich überwiegend von Fett ernährt. Die anderen beiden großen Nährstoffgruppen – Eiweiß und Kohlenhydrate – dürfen nur ganz eingeschränkt gegessen werden. Die Zusammensetzung der Nahrung wird genau berechnet, damit der Anteil von Fett, Eiweiß und Kohlenhydraten im Essen einem bestimmten Verhältnis entspricht.

Warum muss man dabei so viel Fett essen?

Erstaunlicherweise reagiert der Körper bei dieser fettreichen Ernährung so, als ob er im Hungerzustand wäre. Und das ist auch genau das Ziel, was man erreichen möchte. Wie diese Umstellung im Körper abläuft, erklären wir später genauer. An dieser Stelle ist zunächst nur einmal wichtig, dass der Stoffwechsel des Kindes bei der ketogenen Diät auf eine so genannte Ketose umgestellt wird. Das heißt, der Körper erhält seine Energie aus Fettbruchstücken – den Ketonkörpern. Bei normaler Ernährung zieht der Körper seine Energie hauptsächlich aus Kohlenhydratbruchstücken – der Glukose.

Wichtige Ernährungsbestandteile der ketogenen Diät sind viel Fett und ein wenig Grünzeug.

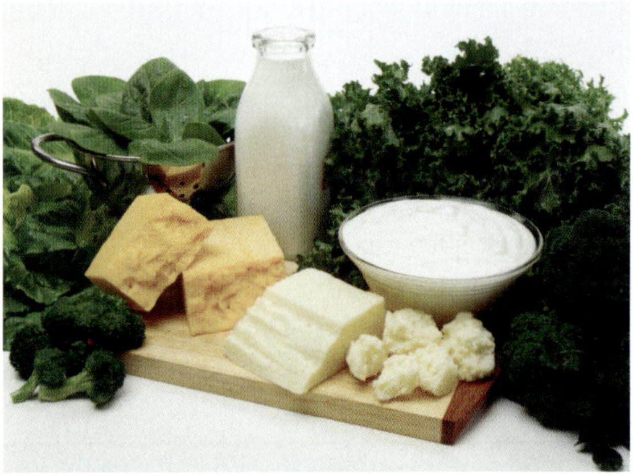

Diese Energielieferanten – die Ketonkörper bei der ketogenen Diät und die Glukose bei normaler Ernährung – werden mit dem Blut zu allen Organen transportiert, auch zum Gehirn. Die Ketonkörper bzw. die Glukose sind die Energielieferanten für die Organe. Und offenbar ist es so, dass das Gehirn seltener epileptische Anfälle entwickelt, wenn es mit Ketonkörpern ernährt wird statt mit Glukose. Warum das so ist, weiß man heute noch nicht.

INFO

Wie setzt sich die ketogene Ernährung zusammen?

Bei der ketogenen Diät muss für jedes Kind die genaue Zusammensetzung individuell bestimmt werden. Für jedes Kind gelten also etwas andere Vorgaben, damit seine Entwicklung und sein Wachstum normal verlaufen können.

- Fett macht 87–90 % der gesamten Kalorienzufuhr aus.
- Eiweiß – Proteine – sind lebensnotwendig, und eine individuell berechnete Menge muss täglich gegessen werden. Allerdings ist das wesentlich weniger, als wir normalerweise zu uns nehmen.
- Die Kohlenhydrate sind extrem eingeschränkt – sie dürfen nur 3–4 % der gesamten Kalorienzufuhr ausmachen. Daher sind Süßigkeiten, Kuchen aber auch Brot oder Müsli – also Lebensmittel die viele Kohlenhydrate enthalten – verboten.

Ist so viel Fett nicht ungesund?

Möglicherweise steht Ihnen jetzt schon vor Augen, wie Ihr Kind fette Wurst und Mayonnaise in sich hineinstopfen muss und täglich dicker und dicker wird. Diese Sorge ist verständlich. Fett ist sehr kalorienreich und wenn man zu viel davon isst, wird man dick. Die einzige Möglichkeit, sich überwiegend von Fett zu ernähren und trotzdem nicht dicker zu werden, ist, den Kalorienbedarf des Kindes genau zu bestimmen.

ERNÄHRUNGSBEISPIEL

Beispiel für eine ketogene Mahlzeit: Garnelencocktail

- 20,4 g Garnelen
- 12,0 g Eisbergsalat
- 27,5 g Mayonnaise
- 3,0 g Tomatenmark

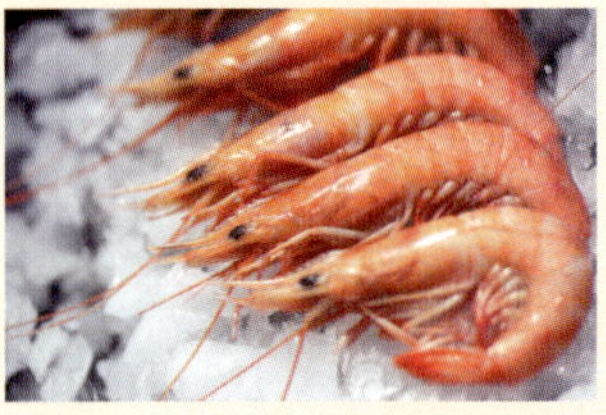

Dieser Garnelencocktail hat 220 kcal. 90 % dieser Kalorien sind Fett, 7,5 % dieser Kalorien sind Eiweiß und nur 2,5 % sind Kohlenhydrate. Erwachsene schmecken den hohen Fettanteil eher heraus als Kinder. Die meisten von ihnen essen diesen Cocktail sehr gerne.

Im Kasten sehen Sie, wie eine ketogene Mahlzeit aussehen könnte. Falls Sie die ketogene Diät durchführen wollen, müsste sich Ihr Kind jedoch an kleinere Portionen gewöhnen, denn 1 g Fett hat mehr Kalorien als 1g Kohlenhydrate.

Ein weiterer wichtiger Punkt sind die lebenswichtigen Mineralstoffe und Vitamine. Denn zu Recht gilt es als gesund, reichlich Obst und Gemüse zu essen. Bei der ketogenen Diät darf davon aber nur ganz wenig gegessen werden. Damit Ihr Kind trotzdem alle wichtigen Nährstoffe erhält, um gesund zu wachsen, muss es Vitamine, Mineralstoffe und Kalzium in zuckerfreier Form zusätzlich einnehmen.

Wie funktioniert die ketogene Ernährung?

Damit die ketogene Diät, die gewünschte Wirkung erzielen kann, müssen ganz strenge Ernährungsregeln eingehalten werden. Ihr Kind darf gar nichts zwischendurch essen. Nicht einmal ein einziges Bonbon. Denn bei einem solchen »Ausrutscher« würde auf einmal wieder Zucker im Körper zur Verfügung stehen, wenn auch nur eine kleine Menge. Der Körper würde von der Ketose wieder in den normalen Stoffwechsel umschalten.

Wenn das Kind auf die ketogene Ernährung gut anspricht, das heißt seine epileptischen Anfälle werden weniger oder hören völlig auf, sollte diese Diät über zwei bis drei Jahre durchgeführt werden. Die Anfangsphase ist dabei die schwierigste

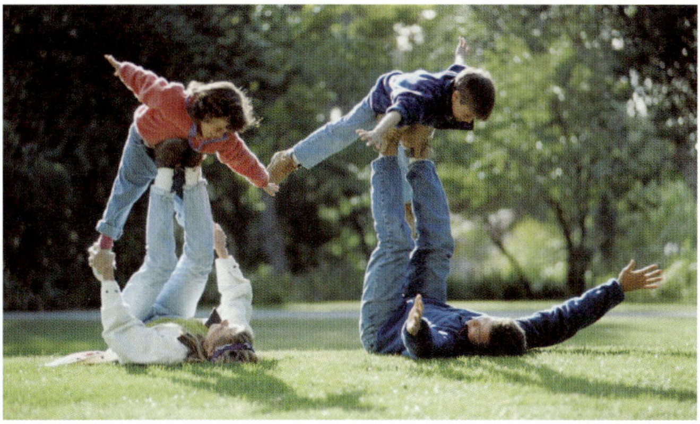

Die ketogene Diät klappt nur in Teamarbeit, wobei Sie und Ihr Kind eng mit dem Arzt und einer Diätassistentin zusammenarbeiten.

Zeit. Die Ernährungsumstellung findet in einem Krankenhaus statt. Hier lernen Sie, wie die Nahrungszusammensetzung berechnet wird und wie die Zubereitung funktioniert – es gibt auch Computerprogramme, die einem dabei helfen. Bei Ihrem Kind wird der Stoffwechsel von der normalen Ernährung auf die ketogene Diät umgestellt. In dieser Umstellungszeit wird Ihr Kind im Team betreut – dem Keto-Team –, dazu gehören

- ein Neuropädiater (also ein Facharzt für Kinder- und Jugendmedizin mit einer Zusatzausbildung für kindliche Nervenerkrankungen), der Erfahrung mit dieser Behandlung hat,
- ein Diätassistent bzw. eine Diätassistentin – meist wird dieser Fachberuf für Ernährung ja von Frauen ausgeübt und
- natürlich Sie, als Eltern des Kindes.

Leider sind entsprechend ausgestattete Krankenhäuser in Deutschland noch nicht so weit verbreitet wie in den USA. Dort bietet heutzutage nahezu jedes große Kinderkrankenhaus die ketogene Diät zur Epilepsiebehandlung an, und die Amerikaner haben auch die meiste Erfahrung mit diesem Behandlungskonzept.

Die Diät kommt aus den USA

Gleichzeitig entwickelten 1921 Woodyatt in Chicago und Wilder an der Mayo Klinik in Rochester eine Ernährung, die einen extrem hohen Fettanteil und sehr geringe Eiweiß- und Kohlenhydratanteile aufweist. Sie konnten nachweisen, dass mit dieser ungewöhnlichen Nahrungszusammensetzung die Stoffwechseleffekte des Fastens imitiert werden. Obwohl dem Körper genügend Energie für Wachstum und Gewichtszunahme zur Verfügung steht, würde man bei einer Urin- oder Blutuntersuchung annehmen, dass die Person stark an Gewicht abnimmt.

Als es noch keine Medikamente gab, wurde die Diät häufig angewendet

Seit 1924 werden Untersuchungen über die Wirkung der ketogenen Diät bei Epilepsiekranken durchgeführt. Und immer wieder kommt man zu dem gleichen Ergebnis: Zirka die Hälfte der Betroffenen erfährt durch Fasten bzw. »ein dem Körper vorgespieltes Fasten (ketogene Diät)«, Anfallsfreiheit bzw. eine mindestens 50 %ige Reduktion der Anfälle.

In den zwanziger Jahren des vergangenen Jahrhunderts wurde der ketogenen Diät also viel Aufmerksamkeit geschenkt. Zu diesem Zeitpunkt gab es auch kaum medikamentöse Therapien. Das Wissen um den heilsamen Effekt des Fastens ist schon sehr alt und wird bereits in der Bibel beschrieben (siehe Kasten).

Die Ärzte verloren das Interesse an der Diät

In den vierziger und fünfziger Jahren geriet die ketogene Diät mehr und mehr in Vergessenheit. Neue Medikamente kamen auf den Markt und wurden eingesetzt. Einige Kliniker machten weiterhin Studien zur Effektivität der Diät; als Behandlungskonzept stand diese Ernährungsweise jedoch nicht im Vordergrund. Erst wenn alle verfügbaren Medikamente ohne Erfolg versucht wurden, probierte man die Diät aus. Dies

INFO

Schon die Bibel beschreibt Fasten als Mittel gegen Anfälle

Man weiß schon seit langer Zeit, dass eine Veränderung der Nahrungszufuhr Auswirkungen auf Anfälle hat. »Herr erbarme dich meines Sohnes! Denn er ist mondsüchtig und ist schlimm daran; er fällt oft ins Feuer und oft ins Wasser. Ich habe ihn zu Deinen Jüngern gebracht, doch sie vermochten ihn nicht zu heilen.«.. Jesus sprach zu ihnen.. »diese Art aber wird nicht anders ausgetrieben als durch Gebet und Fasten« (Matthäus, 17:14–21): Hier wird zum ersten Mal beschrieben, wie sich eine Veränderung der Nahrungszufuhr auf Anfälle auswirken kann. Fasten, über eine gewisse Zeit hinweg, also das Einschränken der Nahrungsaufnahme, soll zu einer Verminderung von Anfällen führen. Die gleiche Beobachtung konnten auch Mönche während der Fastenzeit machen. Mönche, die an Epilepsie litten, hatten während der Fastenzeit einen deutlichen Rückgang der Anfälle.

führte dazu, dass keine wegweisenden Untersuchungen während dieser Zeit veröffentlicht wurden.

Betroffene Eltern machten das alte Wissen wieder bekannt

Erst Anfang der 90er-Jahre wurde die Diät in den USA durch die Geschichte eines betroffenen Jungen wieder bekannter: Der kleine Charlie Abrahams wurde nach unzähligen Medikamenten, einer Operation und vielen anderen Therapieversuchen durch diese Diät anfallsfrei. Die Epilepsie hat sich bei Charlie im ersten Lebensjahr entwickelt und mit Ende des zweiten Lebensjahres war noch keine Hoffnung in Sicht. Die Eltern konnten sich die besten Ärzte der Vereinigten Staaten leisten, aber niemand konnte ihrem Kind helfen. Erst als sein Vater in der Bibliothek etwas über die ketogene Diät gelesen hat und daraufhin mit Charlie nach Baltimore zum Institut von Dr. Livingstone fuhr, wurde ihm endlich geholfen. Abrahams erfuhr, dass die meisten Ärzte die Diät sehr wohl kann-

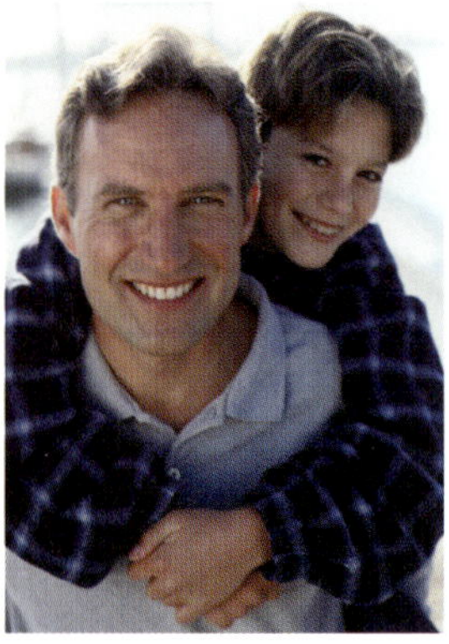

Es war ein engagierter Regisseur und Vater, der die ketogene Diät in den USA durch einen Film wieder bekannt machte.

ten, aber ihr keinen hohen Stellenwert beimaßen. Charlie jedoch hat sie geholfen. Vor der ketogenen Diät hatte er täglich 90 Anfälle. Mit der Diät war und ist er anfallsfrei.

Sein Vater, der Regisseur Jim Abrahams, hat eine bewegende Geschichte über ein ähnliches Schicksal mit der Schauspielerin Meryl Streep in der Rolle der Mutter verfilmt.

Der kleine Charlie wurde am Institut in Baltimore behandelt, das damals von Dr. Livingstone geleitet wurde und heute von Dr. Freeman geführt wird, dessen Name mit dieser Diät ganz eng in Verbindung steht (er hat auch ein englischsprachiges Buch zur Diät verfasst, siehe Kasten). Dr. Freeman ist der weltweit größte Experte auf diesem Gebiet und hat wegweisende Studien in angesehenen Fachzeitschriften veröffentlicht. Ohne seinen Einsatz für die Patienten und als Ausbilder für andere Zentren würde die ketogene Diät wohl nicht das Interesse bekommen, welches ihr gebührt.

INFO

Der amerikanische Film »Solange es noch Hoffnung gibt«

Um die vergessene Therapie bei Ärzten in das Gedächtnis zurückzuholen und die Öffentlichkeit, insbesondere natürlich verzweifelte Eltern epilepsiekranker Kinder, zu informieren, drehte Abrahams diesen Film. Er erzählt die Geschichte einer Mutter, die um das Wohlergehen ihres Kindes mit Epilepsie kämpft. Meryl Streep, die die Mutter spielt, beschreibt ihre Filmrolle »als jemanden, der ganz normal und glücklich durch das Leben geht, bis die Realität sich plötzlich verändert. Wenn plötzlich alles schief läuft, wie reagiert man darauf? Eigentlich ist sie jemand, die alles glaubt, was die Ärzte ihr erzählen – und dass es sich vor allem um die Wahrheit und nichts als die Wahrheit handelt – aber ihr Glaube wird durch die Geschehnisse erschüttert. Und dann realisiert sie, wie wir alle, dass man selbst für die Ziele und die Gesundheit des Kindes mitverantwortlich ist; es gibt viele Antworten da draußen, aber es wird immer von einem selbst abhängen, diese Antworten zu sortieren.« (www.merylstreeponline.net/mso_charlie.html).

Neben diesem Zentrum gibt es in den USA noch einige andere Zentren, z. B. an der Universität von Pennsylvania, an der Harvard Universität oder an der Stanford Universität.

INFO

Buch und Internetseite zum Thema

Ein Stück blauer Himmel, das ist das Titelbild des meistverkauften Buches in den USA über die ketogene Diät zur Behandlung von Epilepsie (Freeman et al.: The Ketogenic Diet, Demos Verlag). Mittlerweile in der dritten Auflage erschienen, konnten die Autoren lange keinen Verlag finden, der diese Art der Behandlung veröffentlichen wollte. Und so waren es Charlies Eltern – die Abrahams –, die die Druckkosten für dieses Buch übernommen haben, da sie der Meinung waren, dass viel mehr Menschen über diese Art der Behandlung erfahren müssten.

Die Abrahams haben eine Stiftung gegründet, die der Verbreitung der ketogenen Diät zur Behandlung von Epilepsie dient (www.charliefoundation.org). Es ist schwer zu sagen, wie langsam sich das »alte Wissen« über die ketogene Diät ohne ihren Einsatz verbreitet hätte. Ihr persönliches Engagement für die ketogene Diät als Behandlungskonzept schwer zu kontrollierender Epilepsien war und ist von allerhöchster Bedeutung für die Verbreitung dieser Therapie.

Könnte die Diät meinem Kind helfen?

Sie haben vermutlich schon erkannt, dass es weder für Sie, die zukünftig alles, was Ihr Kind isst, Gramm-genau abwiegen, berechnen und reglementieren müssten, noch für Ihr Kind, das sich mit fettreichen Kleinportionen begnügen müsste, einfach wäre, diese Diät durchzuführen. Aber die ketogene Diät könnte eine Chance sein, Ihrem Kind zu helfen, wenn alle medizinischen Behandlungen (Medikamente, Operationen) bisher die Epilepsie nicht lindern konnten.

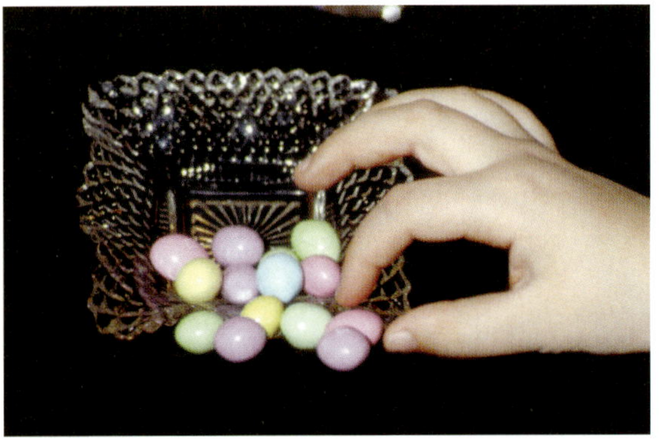

Die ketogene Diät ist im wahrsten Sinne kein Zuckerschlecken. Jede auch noch so kleine Nascherei ist verboten.

Bevor Sie gemeinsam mit Ihrem Neuropädiater eine Entscheidung fällen können, müssen Untersuchungen durchgeführt und mehrere Bedingungen und Voraussetzungen, abgeklärt werden (das diagnostische Vorgehen wird ab S. 30 genau beschrieben). Denn die Diät ist nicht für jedes Kind mit Epilepsie geeignet – bestimmte Begleiterkrankungen verbieten den Einsatz der Diät.

Für wen eignet sich die ketogene Diät?

Bei 30–35 % der Epilepsiekranken zeigen die Medikamente keine ausreichende Wirkung auf das Krampfgeschehen.

Im Folgenden geben wir Ihnen einen ersten Überblick. Das zweite Kapitel beschäftigt sich dann ausführlich mit den Erkrankungen, bei denen die Diät helfen könnte, und den Voraussetzungen, Vorbereitungen und Untersuchungen, die nötig sind, bevor Sie mit der ketogenen Diät beginnen können.

- Die ketogene Diät kommt nur für Kinder – oder Erwachsene – infrage, bei denen Epilepsiemedikamente nicht helfen oder unzumutbare Nebenwirkungen verursachen.

- Es gibt bestimmte angeborene Stoffwechselkrankheiten, bei denen die ketogene Diät ebenfalls hilft, teilweise sogar die wichtigste Behandlung darstellt (diese Erkrankungen werden auf S. 34–39 im Einzelnen beschrieben).
- Es gibt bestimmte Begleiterkrankungen, bei denen die Diät auf keinen Fall ausprobiert werden darf. Dazu gehören einige Stoffwechselerkrankungen, wie Störungen der Fettsäure-Beta-Oxidation, Kohlenhydrat- und Eiweißstoffwechselerkrankungen. Alle diese Erkrankungen, die den Einsatz der ketogenen Diät verbieten, werden auf S. 44 aufgelistet und auf den S. 157–161 genau erklärt (für Fachpersonal). Bevor eine Entscheidung für die ketogene Diät getroffen werden kann, muss der Arzt diese Erkrankungen für Ihr Kind so sicher wie möglich ausschließen.
- Und dann gibt es noch weitere Erkrankungen oder Begleitumstände, die durch die Ernährung mit der ketogenen Diät verschlechtert werden können. Wenn diese auf Ihr Kind zutreffen, müssen Sie gemeinsam mit Ihrem Arzt besonders sorgfältig abwägen, ob Sie die Diät tatsächlich ausprobieren dürfen/wollen. Dazu gehören:
  - Herzerkrankungen,
  - Erkrankungen des Magen-Darm-Traktes,
  - Nierenerkrankungen,
  - Atemwegserkrankungen,
  - unklare oder schwere Erkrankungen (außer der Epilepsie),
  - die Einnahme bestimmter Medikamente. Hierzu gehören auch einige Epilepsiemedikamente (Auflistung auf S. 45).
- Die minimale Dauer der Diät beträgt 3 Monate. Dann kann man ziemlich sicher beurteilen, ob sie anschlägt oder nicht. Wenn nach 3 Monaten keine Besserung erzielt wurde, wird die Diät zügig beendet. Falls die Diät über mehrere Jahre erfolgreich durchgeführt wurde, wird sie bei Beendigung in kleineren Schritten wieder abgesetzt.
- Es sieht so aus, als ob die ketogene Diät bei generalisierten Epilepsien (Epilepsien, die das ganze Gehirn erfassen) bes-

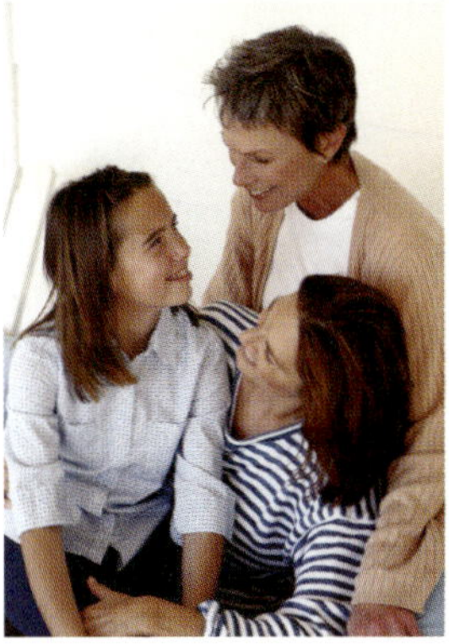

Die ketogene Diät kann nicht nur bei Kindern, sondern auch bei Jugendlichen und sogar Erwachsenen durchgeführt werden.

ser wirkt als bei fokalen (von einem Ort ausgehenden) Epilepsien. Das haben einige Untersuchungen ergeben. Die Untersuchung von der Cleveland Klinik wird im Kasten beschrieben.

Obwohl es bestimmte Bedingungen gibt, die den Erfolg der Diät wahrscheinlicher machen, gibt es keine sichere Vorhersagemöglichkeit, ob der Therapieversuch bei Ihrem Kind gelingen wird.

WISSEN

Bei generalisierter Epilepsie wirkt die Diät besser

In der Cleveland Klinik in Ohio, USA (2001), hat man sich die Erfolge der ketogenen Diät bei 134 Kindern angeschaut. 100 Kinder hatten eine generalisierte Epilepsie und 34 eine fokale Epilepsie. Nach 3, 6 und 12 Monaten unter ketogener Diät zeigte sich jeweils ein besserer Erfolg (mindestens 50%ige Reduktion der Anfälle) bei Patienten mit generalisierter Epilepsie.

	fokal (n = 34)	generalisiert (n = 100)
3 Monate	27%	46%
6 Monate	30%	46%
12 Monate	24%	42%

Patienten mit generalisierten Epilepsien reagieren auf die Diät tatsächlich mit besserem Erfolg. Falls bei Patienten mit fokalen Epilepsien keine Alternativtherapie (siehe S. 32–34) in Frage kommt, wäre die ketogene Diät jedoch einen Versuch wert.

Bei Vielen nehmen die Anfälle ab, verschwinden jedoch nicht ganz

Falls die ketogene Diät bei Ihrem Kind helfen sollte, wird die Zahl der Anfälle deutlich abnehmen. Dass die epileptischen Anfälle völlig verschwinden, ist leider nur bei wenigen der Fall (einen solchen Fall beschreibt eine Mutter im Kasten). Die folgende Tabelle zeigt, was die bisherigen Untersuchungen über den Erfolg der ketogenen Diät aussagen.

Bei Kindern mit dem Lennox-Gastaut-Syndrom wirkt die Diät teilweise besser als die Medikamente

Beim Studium der zum Thema vorhandenen Literatur haben wir den Eindruck gewonnen, dass Kinder mit dem Lennox-

Tabelle: Wie erfolgreich ist die ketogene Diät nach 12 Monaten?

Untersuchung von	Anzahl der Patienten	anfallsfrei	50–99 %ige Reduktion der Anfälle
Schwarz (1989)	59	keine Angaben	81 %
Kinsman (1992)	58	keine Angaben	38 %
Vining (1998)	51	10 %	32 %
Freeman (1998)	151	7,0 %	43,0 %

AUS DEM LEBEN

Eine Mutter erzählt

Einige Wochen nach der Geburt bekam unser Sohn seinen ersten Anfall, den wir so zunächst nicht zuordnen konnten. Die Diagnose Epilepsie war für uns erschütternd und gleichzeitig der Beginn einer mehrjährigen emotionalen Achterbahnfahrt. Jedes neue Medikament erweckte neue Hoffnung und jedes neue Medikament zerstörte diese Hoffnung bis wir endlich feststellen mussten, dass unser Kind medikamentenresistent ist. In dieser Zeit entschlossen wir uns, die ketogene Diät auszuprobieren, mussten wir uns doch erst mit dem Gedanken anfreunden, dass wir unserem Kind damit auch noch die vielen leckeren Dinge wie Milchreis, Schokolade usw. vorenthalten mussten.

Aber bereits während der Umstellung im Krankenhaus reduzierte sich die Anzahl der Krämpfe um etwa die Hälfte, was uns neuen Mut machte und uns schnell vergessen ließ, wie gerne er doch vor der Umstellung Schokolade gegessen hatte. Später zu Hause stellten wir fest, dass ihm die neuen Gerichte offensichtlich schmeckten, was andererseits den Mehraufwand der Zubereitung der ketogenen Diät relativierte. Als wir dann schließlich die Krämpfe nicht mehr zählen mussten, sondern misstrauisch auf den erneuten Anfall warteten, der ausblieb, war es für uns wie ein Wunder – Krampffreiheit nach insgesamt 12 verschiedenen Medikamenten, die ohne Erfolg über 2 Jahre eingesetzt wurden. Dieses Mehr an Lebensqualität für uns alle war nicht zu beschreiben. Hätten wir die ketogene Diät eher ausprobiert, wäre uns allen, insbesondere unserem Kind, vieles erspart geblieben

Gastaut-Syndrom besonders gut auf die ketogene Diät ansprechen. Dieses Syndrom ist eine schwer verlaufende Epilepsieform des Kleinkindalters mit tonischen Anfällen, bei denen die Muskeln stark angespannt werden. Realistischerweise muss man aber sagen, dass die Diät bei Kindern mit Lennox-Gastaut-Syndrom häufiger als Therapie eingesetzt wird, da es in der Regel schwierig ist, die Kinder medikamentös einzustellen.

Entscheidung

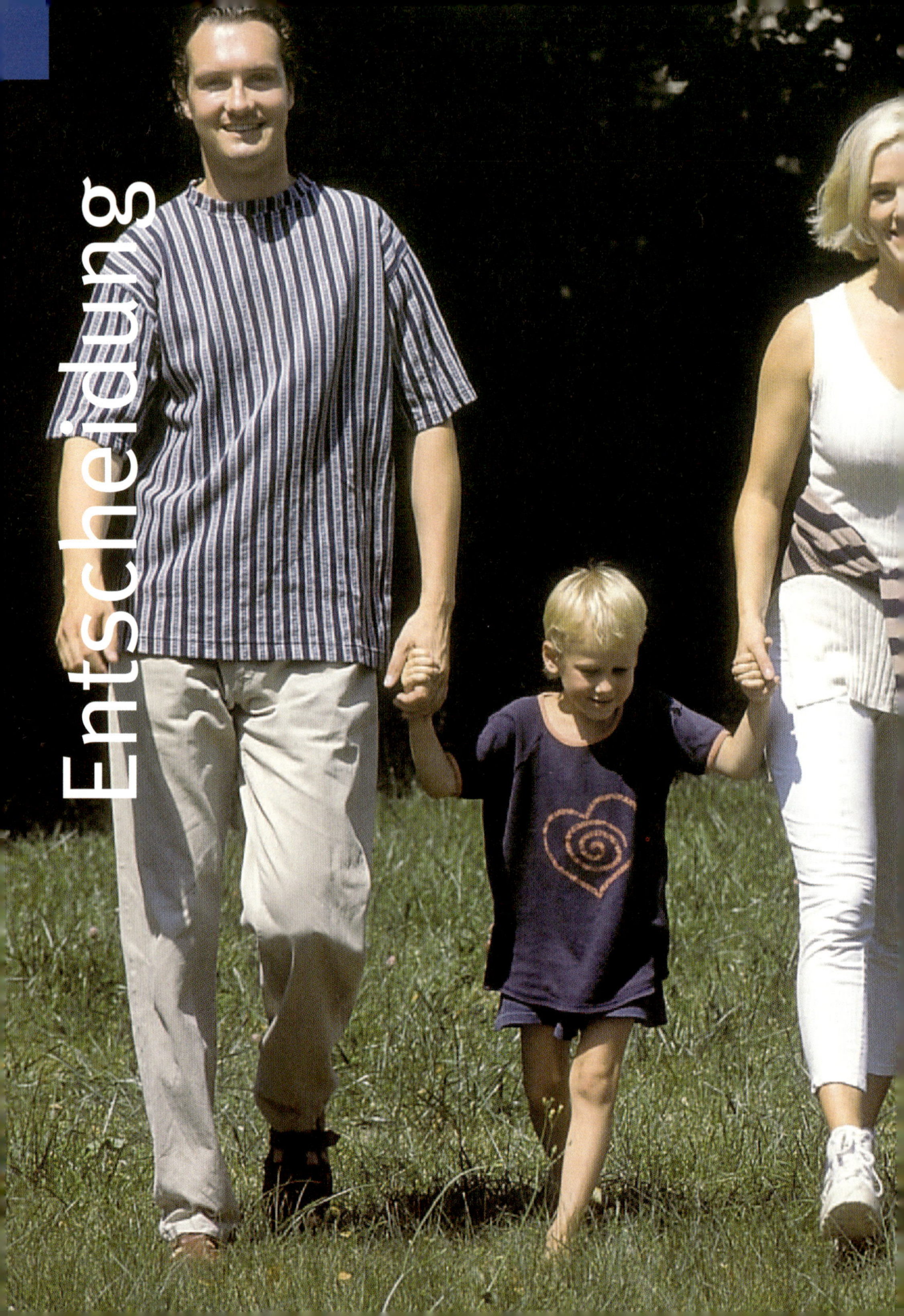

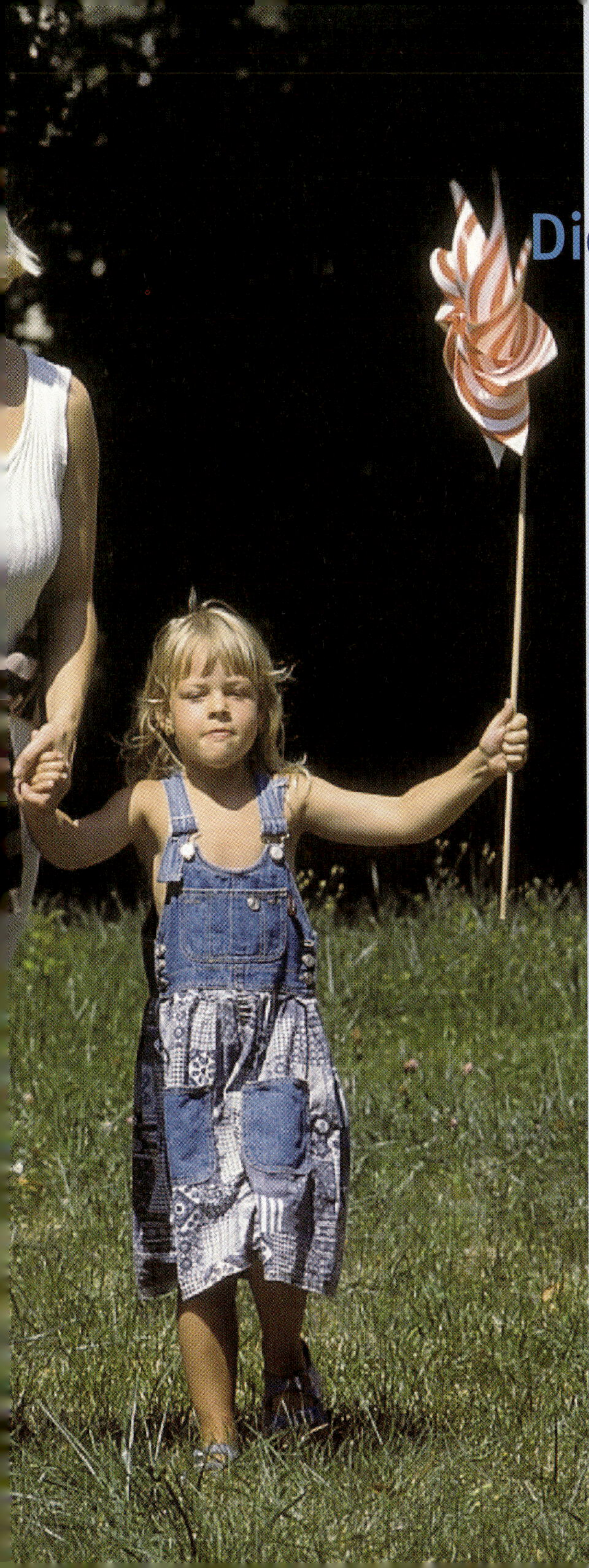

Die Entscheidung

Die ketogene Diät könnte Ihrem Kind möglicherweise helfen. Es gibt allerdings relativ viele Wenn und Aber, die vorher bedacht und untersucht werden müssen.
Das folgende Kapitel gibt Ihnen alle nötigen Informationen dazu.

Wann kommt die Diät in Frage?

Die ketogene Diät wird zur Behandlung von Epilepsien und bestimmter seltener Stoffwechselkrankheiten (genaue Beschreibung ab S. 72) eingesetzt. Die Behandlung kommt jedoch nur in Frage, wenn die Epilepsie vom Arzt eindeutig festgestellt wurde und Medikamente nicht helfen oder zu starke Nebenwirkung bei Ihrem Kind hervorrufen.

Vermutlich haben Sie während zahlloser Arztbesuche und bei Ihrer eigenständigen Suche nach Hilfe für Ihr leidendes Kind schon sehr viel Wissen zum Thema Epilepsie gesammelt. Trotzdem möchten wir Sie im Folgenden noch einmal über das Krankheitsbild »Epilepsie« und die bestehenden Therapiemöglichkeiten informieren, damit Sie gemeinsam mit Ihrem Arzt eine fundierte Entscheidung treffen können.

Was ist Epilepsie?

Epilepsien können in jedem Alter auftreten. Besonders häufig sind sie jedoch bei Kindern und Jugendlichen.

Epilepsien sind Krampfanfälle des Gehirns (zerebrale Anfälle), die in jedem Lebensalter auftreten können. Bei einem Krampfanfall können unterschiedliche Symptome auftreten, wie z.B.

- Muskelsteifheit,
- Muskelzuckungen,
- Muskelschlaffheit,
- Gefühlsstörung,
- Sinnesstörung,
- Bewusstseinsstörung oder
- Bewusstseinsverlust.

Der Arzt spricht dann von einer Epilepsie, wenn bei einem Kind oder Erwachsenen mindestens zwei Krampfanfälle auftreten, ohne dass Fieber oder akute Stoffwechselstörungen vorliegen.

Die Ursachen von Epilepsien

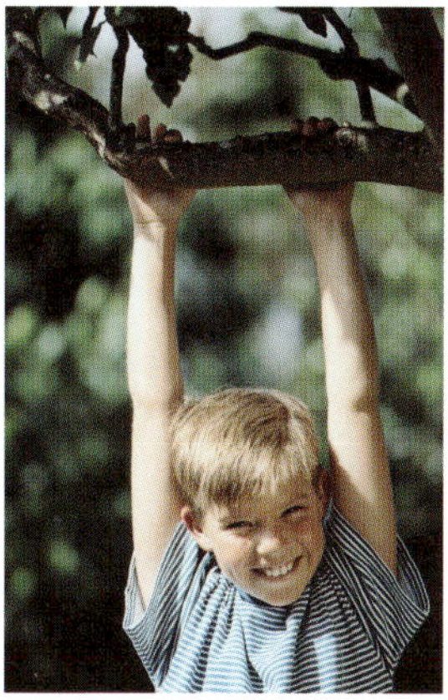

Warum eine Epilepsie auftritt, kann viele Gründe haben – nicht bei jedem Patienten lässt sich eine eindeutige Ursache finden. Wenn man eine bestimmte Ursache ausmachen kann, spricht man von symptomatischer Epilepsie.

Symptomatische Epilepsien

Eine symptomatische Epilepsie kann als Folge von

- angeborenen Hirnfehlbildungen,
- Schädigungen des Gehirns während der Schwangerschaft,
- Schädigungen des Gehirns während der Geburt,
- Schädigungen des Gehirns während des späteren Lebens, z.B. durch einen Unfall oder durch Durchblutungsstörungen

auftreten. Die so verursachte Gehirnveränderung, an einem bestimmten Ort des Gehirns, löst die Anfälle aus. Es handelt sich um fokale (= von einem Ort ausgehende) Epilepsien. Sie treten gehäuft im Kindes- und Jugendalter und auch im späten Erwachsenenalter auf.

Genetische Epilepsien

Wenn die Veranlagung zu Krampfanfällen angeboren ist, spricht man von genetischer Epilepsie. Das heißt, die Veranlagung wird mit dem Erbgut – den Genen – von den Eltern auf die Kinder übertragen. Bisher gibt es nur für wenige genetische Epilepsien entsprechende Gentests, mit denen sie direkt nachgewiesen werden können.

Genetische Epilepsien treten oft in einem für die jeweilige Epilepsie typischen Alter auf. Es sind oft primär generalisierte Epilepsien, das heißt, sie betreffen von Anfang an das gesamt Gehirn. Aber es gibt auch genetische, fokale Epilepsien. Dazu gehört zum Beispiel die Rolando-Epilepsie. Das ist die häufigste Epilepsieform des Kindesalters. Insgesamt treten genetische Epilepsien meist bei Kindern, Jugendlichen und jungen Erwachsenen auf.

Wie kann eine Epilepsie festgestellt werden?

Um herauszufinden, warum bei Ihrem Kind Krampfanfälle auftreten, muss der zuständige Arzt – ein hierauf spezialisierter Kinder- und Jugendarzt (Neuropädiater) – verschiedene Untersuchungen durchführen. Diese Abklärung beginnt mit einem ausführlichen Gespräch über die epileptischen Anfälle. Ihr Arzt wird Ihnen zahlreiche Fragen zur Vorgeschichte der Krankheit stellen, die sich auf Ihr Kind und Ihre Familie beziehen.

WISSEN

Einteilung der Epilepsien

Fokale epileptische Anfälle: Das menschliche Gehirn besteht aus zwei Hälften, die in der Mitte (durch den »Balken«) verbunden sind. Geht ein Krampfanfall zunächst nur von einer bestimmten Stelle in einer Gehirnhälfte aus, liegt ein fokaler epileptischer Anfall vor. Fokale Anfälle können mit und ohne Bewusstseinsstörung auftreten. Je nachdem, von welchem Hirnareal der Anfall ausgeht, treten unterschiedliche Symptome auf.

Primär generalisierte Anfälle: Beginnt ein Krampfanfall gleichzeitig in beiden Gehirnhälften, spricht man von einem primär generalisierten Anfall. Diese gehen immer mit einer Bewusstseinsstörung einher.

- Kleine primär generalisierte Anfälle sind z. B. **Absencen,** kurze Abwesenheitszustände, die als kurze Phasen von Verträumtsein auftreten können.
- Andere Anfallsformen sind **atonische Sturzanfälle,** bei denen ein plötzlicher Spannungsverlust der Muskulatur zu Stürzen führt.
- Anfälle mit kurzen Muskelzuckungen werden als **myoklonische Anfälle** bezeichnet.
- Der klassische epileptische Anfall ist der **tonisch-klonische Grand-Mal** (großer Anfall), bei dem es zuerst zu einer allgemeinen Muskelversteifung (tonisch) und dann zu Muskelzuckungen (klonisch) kommt.

Der primär generalisierte Anfall trifft die Patienten plötzlich aus heiterem Himmel ohne Vorwarnungen.

Sekundär generalisierte Anfälle: Ein generalisierter Anfall kann sich aber auch aus einem zunächst fokalen Anfall entwickeln. Der Betroffene ist zunächst bei Bewusstsein. Er spürt z. B. zuerst ein Zucken eines Fingers, dann der Hand, dann des ganzen Armes, verliert dann das Bewusstsein und beginnt am ganzen Körper zu zucken. Dieses wird als sekundär generalisierter Anfall bezeichnet.

Außerdem wird er Ihr Kind körperlich und neurologisch untersuchen. Ergänzt wird die Diagnostik durch Laboruntersuchungen – dazu muss Blut entnommen werden – und die Ableitung einer Hirnstromkurve. Um eine Hirnstromkurve (Elektroenzephalogramm, abgekürzt EEG) abzuleiten, werden Elektroden von außen auf die Kopfhaut geklebt und die elektrischen Spannungsschwankungen der Gehirnzellen abgeleitet. Das tut nicht weh. Das einzige, was dabei unangenehm sein kann, ist das Entfernen der Elektroden, das kann an den Haaren ziepen. Dieses EEG wird im Wachzustand, im Schlaf oder als Langzeit-EEG abgeleitet.

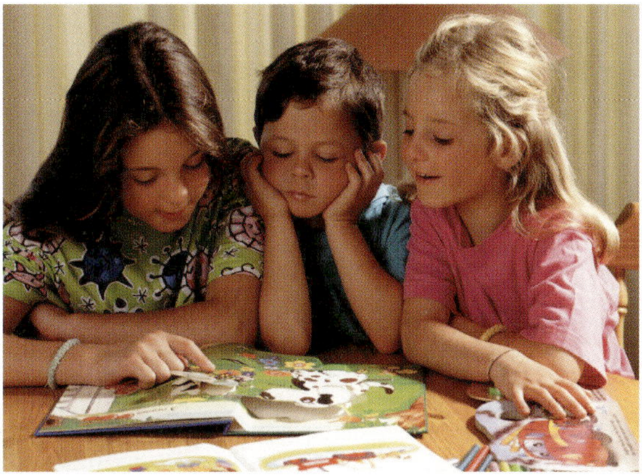

Wenn der Arzt vermutet, dass es sich um fokale Anfälle handelt, wird außerdem eine Kernspintomographie (auch Magnetresonanztomographie (MRT) genannt) durchgeführt. Hierbei entsteht ein genaues Abbild des Gehirns. Dazu wird Ihr Kind mit dem Kopf in ein röhrenähnliches Gerät geschoben, das von allen Seiten Aufnahmen macht. Die Untersuchung ist schmerzlos und verursacht keine Strahlenbelastung, wie z. B. das Röntgen.

Medikamentöse Behandlung

Bei 60–70 % der Kinder und Erwachsenen mit Epilepsie können die Anfälle mit Medikamenten reduziert oder vollständig zum Verschwinden gebracht werden. Falls bei Ihrem Kind schon zwei oder mehr geeignete Antiepileptika vergeblich ausprobiert wurden, ohne dass sich eine Verbesserung ergab, wird dies als pharmakoresistente oder therapierefraktäre Epilepsie bezeichnet, was nichts anderes heißt, als das die Medikamente bei Ihrem Kind nicht wirken. Wichtig dabei ist

Bei einzelnen Epilepsien, z. B. der Rolando-Epilepsie oder der Absence-Epilepsie, führen Antiepileptika sehr oft zur Anfallsfreiheit. Bei anderen Epilepsien, z.B. Epilepsien aufgrund von strukturellen Defekten im Gehirn, sind die Medikamente nicht so erfolgreich.

jedoch, dass mindestens zwei Medikamente erster Wahl (siehe Kasten S. 33) in ausreichender Dosierung ausprobiert wurden. Falls also für Ihr Kind festgestellt wurde, dass es therapierefraktär ist, können Sie die folgenden Ausführungen zu den Medikamenten natürlich überblättern.

Wenn Sie und Ihr Arzt aber davon ausgehen, dass ein anderes Medikament oder eine Medikamentenkombination ausprobiert werden sollte, sind die folgenden Informationen sicher hilfreich für Sie. Um das richtige Medikament auswählen zu können, muss die Epilepsie genau klassifiziert sein, denn es gibt ja sehr viele unterschiedlich Epilepsiearten (siehe Kasten auf S. 30), die auch unterschiedlich behandelt werden müssen.

WISSEN

Wie wirken Antiepileptika?

Die epileptischen Anfälle treten auf, weil die Nervenzellen im Gehirn des Betroffenen »übererregbar« sind. Um das zu verstehen, muss man wissen, dass es im Gehirn verschiedene Stoffe gibt, die anregend oder hemmend auf die Nervenzellen wirken. Diese Anregung und Hemmung steht normalerweise in einem feinen Gleichgewicht, so dass das Gehirn gut funktionieren kann. Bei Menschen mit Epilepsie sind die hemmenden Einflüsse zu gering ausgeprägt – die Erregung nimmt Überhand und äußert sich in epileptischen Anfällen.

Antiepileptika – Medikamente gegen Epilepsie – wirken hemmend auf die Nervenzellen, und bei den meisten Betroffenen gelingt es auf diese Weise, die feine Balance wieder herzustellen. Die Antiepileptika werden auch oft als »Antikonvulsiva« bezeichnet, weil sie gegen Krampfanfälle wirken.

Welche Alternativen gibt es zu Medikamenten?

Wenn die Medikamente versagt haben, gibt es neben der ketogenen Diät noch weitere Optionen, die Sie gemeinsam mit Ihrem Neuropädiater erwägen sollten. Da sich dieses Buch in

WISSEN

Wie läuft die medikamentöse Behandlung ab?

Wird eine medikamentöse Behandlung begonnen, so ist dies in der Regel eine langfristige Behandlung. Sie wird je nach Epilepsietyp für einen Zeitraum von meist 2 bis 5 Jahren durchgeführt.

Es werden Medikamente erster und zweiter Wahl für fokale oder primär generalisierte Epilepsien unterschieden. Bei der Auswahl des Medikaments berücksichtigt der Arzt daher

- zunächst den Epilepsietyp,
- dann die Wirksamkeit des Medikaments und
- das Auftreten von medikamententypischen Nebenwirkungen.

Ist unter einem Antiepileptikum erster Wahl in ausreichend hoher Dosierung keine Anfallsfreiheit zu erreichen, wird zunächst auf ein weiteres Medikament erster Wahl gewechselt. In Ausnahmefällen können auch Kombinationsbehandlungen mit zwei oder drei Medikamenten gleichzeitig durchgeführt werden.

Gelingt es bei einer Epilepsie mit häufig auftretenden epileptischen Anfällen nicht, diese innerhalb der ersten Monate wirkungsvoll zu behandeln, nimmt die Wahrscheinlichkeit einer erfolgreichen medikamentösen Therapie im Laufe der Zeit rasch ab. Es sollte daher nach Beginn einer medikamentösen Behandlung ein zügiges Aufdosieren der Medikamente erfolgen.

erster Linie der ketogenen Diät widmen soll, werden diese Alternativen nur kurz vorgestellt.

- Bei fokaler Epilepsie könnte eine Epilepsiechirurgie in Frage kommen.
- Bei sehr häufigen Anfällen könnte das Einpflanzen eines elektrischen Stimulators (Vagus-Nerv-Stimulator) helfen.

Epilepsiechirurgie

Es sollte geklärt werden, ob die Epilepsie möglicherweise epilepsiechirurgisch behandelt werden kann. Bei fokalen Epilepsien, die durch strukturelle Defekte, z.B. Fehlbildungen

Um die Wartezeit vor einer epilepsiechirurgischen Behandlung zu überbrücken, könnten Sie einen Therapieversuch mit der ketogenen Diät unternehmen.

oder Narben, verursacht werden, ist die Epilepsiechirurgie eine Alternative zur medikamentösen Therapie. Aufwändige Untersuchungen werden in speziellen prächirurgischen Epilepsiezentren durchgeführt. Dort prüfen die Ärzte,

- ob wirklich alle epileptischen Anfälle von diesem Defekt ausgehen,
- ob eine Operation an dieser Stelle des Gehirns überhaupt möglich ist,
- welche Nebenwirkungen zu befürchten sind und
- wann der optimale Zeitpunkt für eine Operation ist.

Die Ärzte werden gemeinsam mit Ihnen die voraussichtliche Wirkung und die möglichen Nebenwirkungen dieses Eingriffs abwägen. In der Regel ist eine frühzeitige Operation anzustreben.

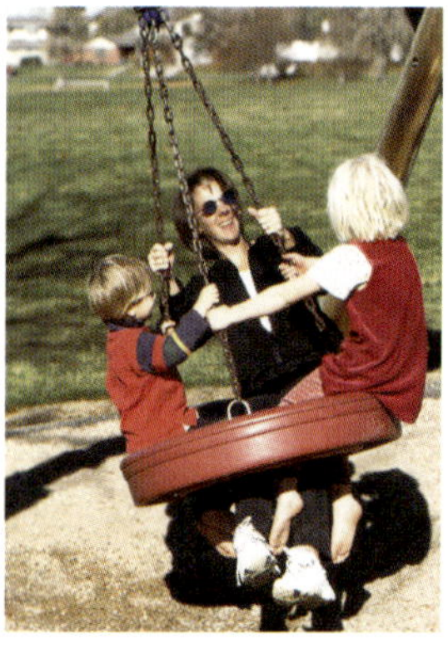

Vagus-Nerv-Stimulator

Kommt eine neurochirurgische Operation nicht in Betracht, kann bei sehr häufigen Anfällen versucht werden, durch Implantation eines Vagus-Nerv-Stimulators die Anfallsfrequenz zu reduzieren bzw. Anfallsfreiheit zu erzielen. Eine Reizelektrode, die den Vagus-Nerven regelmäßig elektrisch erregt, wird dazu am Hals implantiert und die nötige Batterie unter der Haut am oberen Brustkorb (wie bei einem Herzschrittmacher) eingepflanzt.

Bei einigen Stoffwechselkrankheiten ist die ketogene Diät die wichtigste Therapie

Im Vergleich zu Epilepsien, die bei einem von 100 Menschen auftreten, sind angeborene Stoffwechselerkrankungen viel seltener. Die Gesamthäufigkeit aller angeborenen Stoffwechselerkrankungen beträgt etwa 1 auf 1000 bis 2000 und ist damit 10 × bis 20 × seltener als bei Epilepsien. Die ketogene Diät hat bei einzelnen angeborenen Stoffwechselerkrankungen jedoch eine zentrale Bedeutung. Im Folgenden werden daher einzelne Stoffwechselerkrankungen beschrieben, deren Erkrankungsverlauf durch die ketogene Diät teilweise dramatisch gebessert werden kann.

Glukosetransporter(GLUT1)-Defekt

Das Gehirn ist das Organ des menschlichen Körpers mit dem höchsten Energieverbrauch. Es bezieht seine Energie normalerweise nur über Glukose (Traubenzucker), die aus dem Blut über spezielle Glukosetransporter in das Nervenwasser und das Gehirn transportiert wird.

Manche Kinder haben eine angeborene Störung des Glukose-Transporters 1 (GLUT1). Bei ihnen ist der Transport von Glukose ins Gehirn gestört. Es kommt zu einem Energiemangel im Gehirn. Dieser Energiemangel führt bei den betroffenen Kindern zu epileptischen Anfällen – meist schon in den ersten Lebensmonaten. Unbehandelt haben die Kinder eine schwere Entwicklungsverzögerung mit geistiger Behinderung und Bewegungsstörung.

Die Krampfanfälle treten oft vor den Mahlzeiten, meist morgens, auf, da dann der Energiemangel am größten ist. Die Krampfanfälle lassen sich nicht medikamentös behandeln, da Antiepileptika (siehe Kasten S. 32) nicht den Energiemangel als eigentliche Ursache der Anfälle behandeln. Nachzuweisen ist diese Stoffwechselerkrankung nur durch eine gleichzeitige Blutentnahme und Nervenwasser-Untersuchung (Lumbalpunktion).

Die ketogene Diät ist die wichtigste Therapie für Kinder mit Glukosetransporter-Defekt.

Behandlung. Die ketogene Diät führt zu einem starken Anstieg der Ketonkörper im Blut. Diese Ketonkörper versorgen das Gehirn mit Energie. Die ketogene Diät führt daher bei Kindern mit GLUT1-Defekt meist in Kürze zur Anfallsfreiheit. Die Kinder machen plötzlich kognitive und motorische Entwicklungsfortschritte. Wichtig für die Prognose der Kinder sind die frühe Diagnosestellung und der frühe Behandlungsbeginn mit ketogener Diät. Die Behandlung sollte in einem hiermit erfahrenen Zentrum durchgeführt werden.

WISSEN

Wie die ketogene Diät bei bestimmten Stoffwechselkrankheiten hilft

Die Abbildung zeigt die wichtigsten Stoffwechselwege von Eiweiß, Kohlenhydraten und Fett in der menschlichen Leber. Eingezeichnet ist auch, an welchen Stellen Stoffwechseldefekte auftreten können, bei denen eine ketogene Diät empfohlen wird.

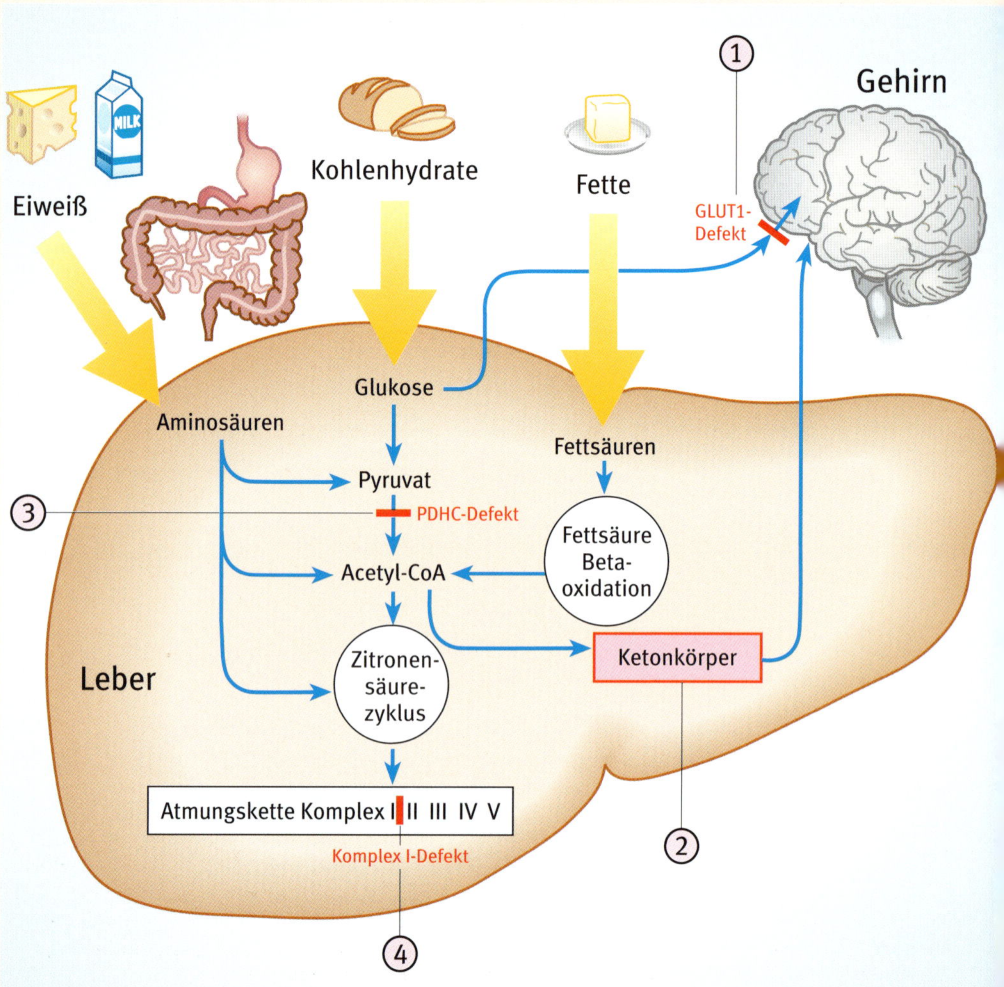

❶

Das menschliche Gehirn braucht sehr viel Energie. Bei normaler Ernährung ist Glukose der Energielieferant. Diese wird mit dem Blut zum Gehirn transportiert und mittels eines eigenen Transporters, dem Glukosetransporter, aufgenommen.

Manche Kinder haben eine angeborene Störung des Glukose-Transporters 1 (GLUT1-Defekt) und ihr Gehirn erhält nicht genug Energie, um richtig arbeiten zu können. Deshalb müssen diese Kinder ketogen ernährt werden, damit ausreichende Mengen des alternativen Energielieferanten gebildet werden, nämlich Ketonkörper.

❷

Es werden immer dann Ketonkörper in der Leber gebildet, wenn diese viel Fett abbaut. Und das ist der Fall, wenn wir entweder wenig oder gar nicht essen, dann werden nämlich die Fettreserven des Körpers eingeschmolzen, oder wenn wir uns fast nur von Fett ernähren, wie bei der ketogenen Diät.

Chemisch ausgedrückt heißt das, dass die freien Fettsäuren in der so genannten Fettsäure-Beta-Oxidation abgebaut werden, wobei Acetyl-CoA entsteht. Dieses Acetyl-CoA wird in den Zitronensäurezyklus eingeschleust, das ist die gemeinsame Endstrecke im Abbau aller Nährstoffe.

Wird durch den Abbau reichlich vorhandener Fettsäuren nun sehr viel Acetyl-CoA gebildet, staut es sich sozusagen vor dem Zitronensäurezyklus – die vielen Acetyl-CoA-Moleküle beginnen untereinander zu reagieren: Jeweils zwei Moleküle verbinden sich, wobei Ketonkörper entstehen.

Diese Ketonkörper sind der zweite mögliche Energielieferant für das Gehirn. Wie die Glukose werden auch die Ketonkörper mit dem Blut zum Gehirn befördert und ebenfalls mit Hilfe eines speziellen Transports aufgenommen.

❸

Einige Kinder leiden unter einem so genanten Pyruvat-Dehydrogenase-Komplex-Defekt (PDHC-Defekt). Dabei ist ein Schritt im Abbau der Glukose gestört. Und zwar die Umwandlung von Pyruvat zu Acetyl-CoA. Denn das Enzym, das diesen Schritt katalysiert (unterstützt), funktioniert nicht. Bei einem PDHC-Defekt kann also die Glukose nicht zu Acetyl-CoA abgebaut werden. Werden diese Kinder ketogen ernährt, wird das Acetyl-CoA durch den Fettsäureabbau (Fettsäure-Beta-Oxidation) geliefert.

❹

Die Atmungskette ist der Teil des Stoffwechsels, bei dem direkt Energie gewonnen wird. Sie verläuft ebenfalls in mehreren Schritten und ist die gemeinsame Endstrecke der Energiegewinnung von Kohlenhydraten, Protein und Fett. Die gemeinsame Eintrittspforte in die Atmungskette ist der Atmungskettenkomplex I.

Bei einem angeborenen Defekt des Atmungskettenkomplex I kommt es zum Energiemangel, da die Eintrittspforte für die Abbauprodukte von Kohlenhydraten, Fett und Protein verschlossen ist.

Nur die Fette haben die Möglichkeit ihre Abbauprodukte über eine zweite Tür, den Atmungskettenkomplex II, in die Atmungskette einzuschleusen. Das wird bei der ketogenen Diät ausgenutzt, bei der die Fette über den Atmungskettenkomplex II zur Energiegewinnung beitragen.

Pyruvat-Dehydrogenase-Defekt

Die ketogene Diät kann auch bei einigen angeborenen Energiestoffwechseldefekten den Verlauf der Erkrankung deutlich verbessern. Das wichtigste Beispiel ist der Pyruvat-Dehydrogenase-Komplex (PDHC)-Defekt, eine Stoffwechselerkrankung im Abbau der Kohlenhydrate.

Bei den betroffenen Kindern ist ein zentraler Schritt des Energiestoffwechsels gestört, und es kommt in vielen Organen zum Energiemangel. Kinder mit einem PDHC-Defekt sind daher schwer krank mit Ausfallserscheinungen vieler Organe.

Im Vordergrund stehen eine schwere allgemeine Entwicklungsverzögerung mit Muskelschwäche, Atemstörungen und Krampfanfällen. Auch Augen, Ohren, Leber und Niere sind häufig betroffen. Die Lebenserwartung ist stark eingeschränkt.

Weil bei dieser Erkrankung nur der Kohlenhydratstoffwechsel betroffen ist, können sich die erkrankten Kinder viel besser von Fett ernähren. Unter ketogener Diät erfolgt die Energiegewinnung aus dem Abbau von Fetten. Die ketogene Diät führt zu einer Verbesserung der Entwicklungsprognose, der

Bei Kindern mit einem Pyruvat-Dehydrogenase-Defekt sollte möglichst früh mit der ketogenen Diät begonnen werden.

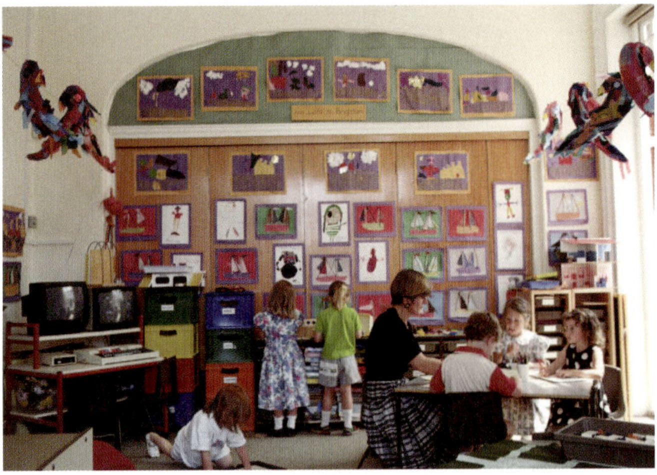

Lebenserwartung und der Epilepsie betroffener Kinder. Sie wirkt besser bei einem frühzeitigen Behandlungsbeginn.

Atmungsketten-Komplex-I-Defekt

Empfohlen wird die ketogene Diät auch bei Defekten, die an einer anderen Stelle des Stoffwechsels auftreten, nämlich in der so genannten Atmungskette, und noch genauer im Komplex I der Atmungskette (siehe Kasten auf S. 36–37). Die klinischen Symptome sind ähnlich wie beim Pyruvat-Dehydrogenase-Defekt. Und die betroffenen Kinder können sich nicht von Kohlenhydraten, jedoch von Fett ernähren. Daher wird der Einsatz der ketogenen Diät bei isolierten Störungen im Komplex I der Atmungskette empfohlen.

Bei welchen Erkrankungen könnte die Diät eventuell helfen?

Therapieerfolge unter ketogener Diät wurden bei einzelnen Patienten mit den unterschiedlichsten Erkrankungen beschrieben.

- Hier handelte es sich z. B. um Stoffwechselerkrankungen wie den **Phosphofruktokinase-Mangel mit Arthrogryposе**, eine sehr seltene Kohlenhydratabbaustörung mit Muskel- und Gelenksymptomen.
- In Einzelfällen wurde über einen positiven Effekt der ketogenen Diät auf die Epilepsie beim **Rett-Syndrom**, einer seltenen Form der geistigen Behinderung bei Mädchen, berichtet.
- Bei Patienten mit **Landau-Kleffner-Syndrom**, einer Erkrankung mit Sprachentwicklungsstörung aufgrund ausgeprägter Krampfaktivität im Schlaf-EEG, kam es unter ketogener Diät zu einer deutlichen Verbesserung der Sprachentwicklung und der EEG-Veränderungen.
- Sehr fraglich ist der Effekt einer ketogenen Diät auf Patienten mit **Autismus**.
- Neue Studien sprechen für eine mögliche positive Wirkung bei der **Parkinson-Erkrankung**.

Zusammenfassend ist bei den aufgezählten Erkrankungen die Durchführung einer ketogenen Diät nicht allgemein zu empfehlen. Falls Ihr Kind unter einer der genannten Krankheiten leidet, sollten Sie gemeinsam mit dem behandelnden Neuropädiater klären, ob eine ketogene Diät in Frage kommt bzw. sich an ein mit ketogener Diät erfahrenes Epilepsie-Zentrum wenden.

Wann sollte die ketogene Diät nicht durchgeführt werden?

Aus medizinischer Sicht sollte die ketogene Diät nicht bei anderen als den bisher aufgeführten Erkrankungen durchgeführt werden.

- Die Durchführung der ketogenen Diät bei fortgeschrittenen Tumorerkrankungen im Kindesalter ist abzulehnen.
- Außerdem besteht aus ärztlicher Sicht keine Veranlassung für die Durchführung der ketogenen Diät zur Gewichtsreduktion.
- Es gibt auch keinen Grund die ketogene Diät als Spezialdiät zum Muskelaufbau durchzuführen.

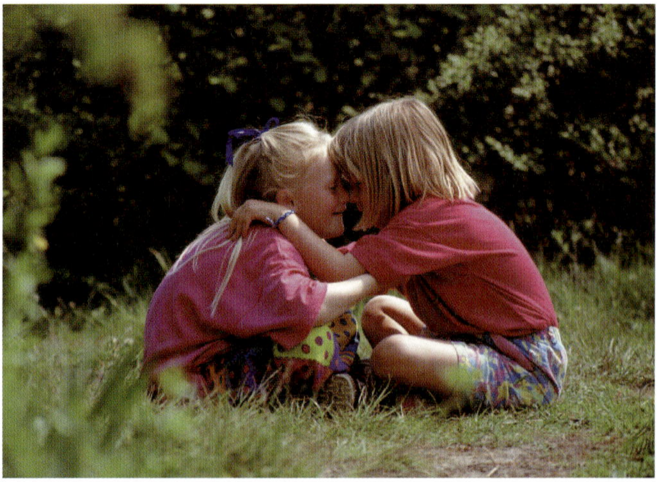

Welche Voraussetzungen müssen erfüllt sein?

Die ketogene Diät darf nur unter ärztlicher Aufsicht durchgeführt werden. Voraussetzungen sind eine

- klare Indikationsstellung, das heißt es muss bekannt sein, dass und welche Epilepsie Ihr Kind hat,
- der Ausschluss von Kontraindikationen (siehe Seite 43),
- ein ausführliches Aufklärungsgespräch, das auch die bisherige Ernährung abklärt, und
- eine ausführliche körperliche Untersuchung Ihres Kindes.

Die Einleitung und Durchführung der ketogenen Diät erfordert

- ein Team aus einem Neuropädiater, der sich mit Epilepsien, dem Stoffwechsel und Stoffwechselerkrankungen gut auskennt, und einer Diätassistentin,
- eine stationäre Einleitung der Diät mit Versorgung durch eine Diätküche,
- sowie die regelmäßige ambulante Weiterbetreuung des Patienten.

Welche Rolle spielt das Alter Ihres Kindes?

Natürlich ist es einfacher die Diät einzuhalten, wenn Kinder noch nicht so eigenständig sind. Je jünger je besser? Man könnte aber auch argumentieren, dass ältere Kinder den Sinn der Diät schon verstehen, die Wirkung auf das Anfallsgeschehen erkennen und daher eine höhere Motivation haben, die Diät einzuhalten. Beim Spielen nicht mehr unterbrochen zu werden, in der Schule keine Anfälle mehr zu haben, ältere Kinder verstehen den Sinn der Diät besser als man denkt.

In Baltimore, USA, wurden Jugendliche im durchschnittlichen Alter von 14 Jahren auf diese Art der Ernährung umgestellt. Nach 6 Monaten zeigte sich eine über 50%ige Anfallsreduktion bei genau der Hälfte der Jugendlichen. Diese Form der Therapie ist bei Jugendlichen genauso effizient wie bei Krabbelkindern.

Nach bisherigen Erkenntnissen kann die ketogene Diät sowohl bei Kindern als auch bei Erwachsenen durchgeführt werden. Erwachsene tun sich allerdings schwerer bei der Ernährungsumstellung.

In der Abteilung von Dr. Freeman, Baltimore, MD, USA, wurden Kinder schon im Alter von 5 Monaten auf diese Art der Ernährung umgestellt. Eine häufige Form einer so frühzeitig beginnenden Epilepsieform sind die Blitz-Nick-Salaam-Anfälle (BNS-Anfälle). Nach drei Monaten auf der Diät haben von 21 kleinen Kindern mit BNS-Anfällen 14 Kinder mit einer mindestens 50%igen Reduktion der Anfälle reagiert. Drei der Kinder waren anfallsfrei.

Hilft die ketogene Diät auch bei Erwachsenen?

Es gibt bislang nur wenige Studien über die ketogene Diät im Erwachsenenalter. Es scheint für Erwachsene schwieriger zu sein, diese Art der Ernährung über längere Zeit durchzuhalten. Essgewohnheiten verfestigen sich über die Jahre. In Italien wurden Patienten bis zum Alter von 23 Jahren auf die Diät umgestellt. Das Alter hatte keinen Einfluss auf die Effektivität der Behandlung. Falls sich Erwachsene für die ketogene Diät zur Behandlung der Epilepsie entschließen, muss eine sehr hohe Motivation des Patienten und der Familie vorhanden sein. Ergebnisse aus Philadelphia, PA, USA, zeigen ebenfalls an, dass die Effektivität im Erwachsenenalter die gleiche ist wie im Kindesalter.

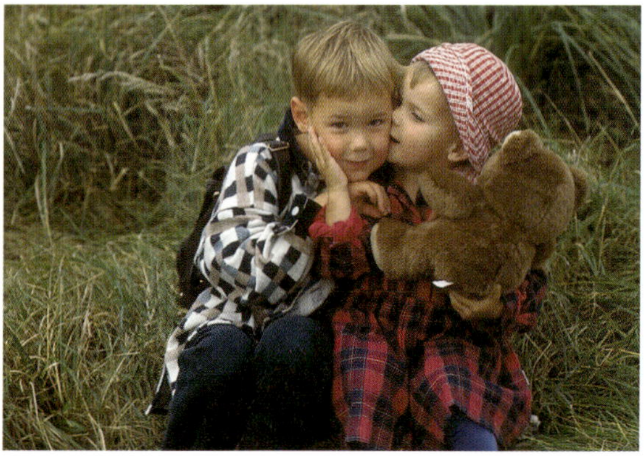

Kontraindikationen – wann die Diät nicht durchgeführt werden darf

Die ketogene Diät ist eine völlig unnatürliche Ernährungsform, für die es in der Natur kein Vorbild gibt. Die Ernährung erfolgt fast ausschließlich über Fette. Dies führt zu einer grundlegenden Umstellung des gesamten menschlichen Stoffwechsels auf die Verstoffwechselung von Fetten. Hiermit ähnelt die ketogene Diät dem Fastenzustand, bei dem der Körper von der Verstoffwechselung seiner eigenen Fettvorräte lebt. Fasten kann man nur so lange, wie Fettvorräte zur Verfügung stehen. Fasten kann nur zeitlich begrenzt durchgeführt werden. Im Gegensatz dazu ist die ketogene Diät bei guter Wirkung und Verträglichkeit auf eine mehrjährige Durchführung angelegt.

Erstaunlicherweise wird die ketogene Diät in der Regel gut toleriert und gilt als sicher. Sicher ist sie jedoch nur, wenn vor Einleitung der ketogenen Diät das Vorliegen von Erkrankungen ausgeschlossen wird, die sich unter ketogener Diät dramatisch bis lebensbedrohlich verschlechtern können. Solche Hinderungsgründe für eine Behandlung nennt man »Kontraindikationen«. Man unterscheidet »absolute« von »relativen« Kontraindikationen.

Kontraindikationen können bestehende Erkrankungen sein, die manchmal noch gar nicht bekannt sind. Insbesondere bei jungen Säuglingen hat sich eine angeborene Erkrankung vielleicht noch gar nicht gezeigt. Nach solchen Erkrankungen muss gezielt gesucht werden. Sie müssen vor Beginn der ketogenen Diät weitest gehend ausgeschlossen sein, um das Auftreten von bedrohlichen Nebenwirkungen zu vermeiden. Solche Nebenwirkungen sind z.B. Unterzuckerung, Leber- und Gehirnerkrankungen, Krampfanfälle, Stoffwechselentgleisung. Diese Nebenwirkungen können zu Koma und Tod führen. Viele Kontraindikationen betreffen angeborene Stoffwechselerkrankungen, die in den ersten Lebensjahren noch unerkannt bleiben können. Die Abklärung, ob Kontraindikationen vorliegen, sollte daher durch einen mit Stoffwechselerkrankungen erfahrenen Kinderarzt durchgeführt werden. Nicht alle Stoffwechselerkrankungen sind immer vorher nachweisbar.

Es gibt bestimmte Stoffwechselerkrankungen, bei denen die ketogene Diät auf keinen Fall ausprobiert werden darf.

Absolute Kontraindikationen der ketogenen Diät

Absolute Kontraindikation bedeutet, dass eine Behandlung mit ketogener Diät unter keinen Umständen durchgeführt werden darf. Es kann sonst durch die Behandlung zum Auftreten schwerwiegender bis lebensbedrohlicher Komplikationen kommen. Die absoluten Kontraindikationen werden auf den S. 157–161 für Fachpersonal ausführlich beschrieben und hier lediglich aufgelistet:

- Störungen der Fettsäure-Beta-Oxidation,
- Störungen der Ketonkörperbildung und des -abbaus,
- Carnitin-Stoffwechselstörungen,
- Energiestoffwechselstörungen (außer PDHC-Mangel und Atmungsketten-Komplex-I-Defekt, siehe S. 38),
- Hypercholesterinämie und Hypertriglyzeridämie,
- Kohlenhydrat- und Eiweißstoffwechselerkrankungen,
- Intermittierende Porphyrie.

Auch bestimmte Eiweißabbaustörungen, bei denen vermehrt organische Säuren im Urin nachgewiesen werden (Organoazidopathien) können sich unter einer ketogenen Diät erheblich verschlechtern.

Relative Kontraindikationen der ketogenen Diät

Relative Kontraindikation bedeutet, dass es durch die ketogene Diät zum Auftreten leichter bis schwerwiegender Nebenwirkungen kommen kann. Daher sollte in der Regel diese Behandlung nicht durchgeführt werden. Es ist aber immer für den einzelnen Patienten abzuwiegen, ob der möglicherweise positive Effekt der Behandlung nicht das Risiko des Auftretens von Nebenwirkungen übersteigt. Die Entscheidung für oder gegen eine Behandlung wird dann im Rahmen eines ausführlichen Aufklärungsgesprächs zwischen Eltern und Arzt getroffen.

Relative Kontraindikationen sind bestehende Erkrankungen, die sich unter ketogener Diät verschlechtern können. Einige dieser Erkrankungen werden im Folgenden aufgezählt und auf S. 161–164 für Fachpersonal beschrieben:

- Herzerkrankungen,
- Erkrankungen des Magen-Darm-Trakts,
- Nierenerkrankungen,
- Atemwegserkrankungen,
- unklare und schwere Erkrankungen.

Medikamente. Die Einnahme bestimmter Medikamente, die in den Stoffwechsel eingreifen, ist eine relative Kontraindikation der ketogenen Diät. Hierzu gehören häufig eingesetzte Medikamente zur Behandlung von Epilepsien:

- Valproat (z. B. Ergenyl, Orfiril, Convulsofin),
- Sultiam (Ospolot),
- Topiramat (Topamax),
- Azetolamid (Diamox).

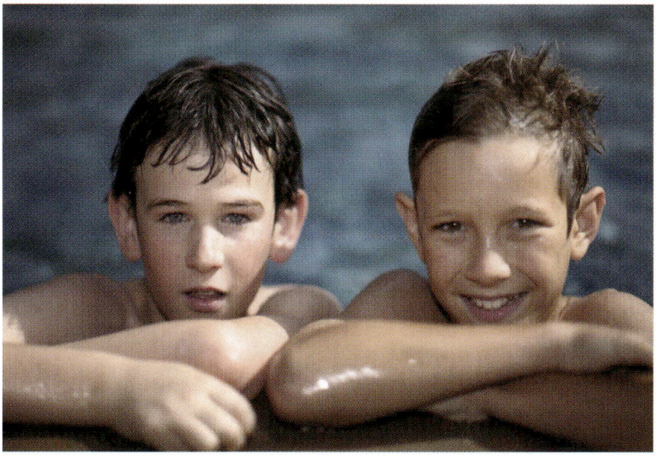

Vorbereitungen und Untersuchungen beim Arzt

Das Vorliegen von Kontraindikationen muss soweit wie möglich ausgeschlossen werden, um Ihr Kind durch die ketogene Diät nicht zu gefährden

Vor Einleitung einer ketogenen Diät muss die Indikation zur Behandlung mit ketogener Diät durch einen hierfür qualifizierten Arzt gestellt werden. Hierbei muss auch bedacht werden, ob die praktische Durchführung der ketogenen Diät bei Ihnen zu Hause möglich ist. Ihr Arzt wird Sie ausführlich zur bisherigen Krankengeschichte Ihres Kindes befragen. In einem solchen Gespräch werden sämtliche Vorerkrankungen des Patienten aber auch möglicherweise in der Familie auftretende wichtige Erkrankungen, z. B. Stoffwechselerkrankungen oder ungeklärte Erkrankungsbilder, besprochen.

Notwendige Untersuchungen vor Einleitung einer ketogenen Diät

Viele der hier aufgezählten Untersuchungen werden bei den meisten Kindern bereits im Rahmen der Epilepsie-Diagnostik durchgeführt worden sein. Der Sinn dieser Untersuchungen ist, das Auftreten von Nebenwirkungen der ketogenen Diät zu verhindern und zu erkennen.

Die Entscheidung, welche Untersuchungen vor Beginn der Diät nochmals aktuell durchgeführt werden müssen, liegt beim behandelnden Arzt Ihres Keto-Teams.

Blut- und Urinuntersuchungen. Im Allgemeinen sollten folgende Untersuchungen vor Einleitung der ketogenen Diät bei Ihrem Kind durchgeführt worden sein (die Einzelheiten der Untersuchungen werden auf den S. 164–165 für Fachpersonal dargestellt):

- Blutentnahme mit Routine-Labordiagnostik,
- Urinuntersuchung.

Zugrunde liegende, möglicherweise noch nicht erkannte Stoffwechselerkrankungen können sich unter ketogener Diät verschlechtern. Diese Verschlechterung kann sich durch eine Zunahme der Krampfanfälle oder als Stoffwechselentgleisung z. B. während akuter, fieberhafter Infekte äußern. Um das Vorliegen von Stoffwechselerkrankungen weitest gehend auszuschließen, müssen teilweise Spezialuntersuchungen durchgeführt werden, bei denen man auf die Auswertung bis zu einer Woche warten muss. Diese Spezialuntersuchungen von Blut und Urin werden ebenfalls auf den S. 165–166 für Fachpersonal im Einzelnen beschrieben.

Informieren Sie Ihren jetzigen Arzt über alle Untersuchungen, die im Laufe der Zeit bei Ihrem Kind durchgeführt wurden, um unnötige Doppeluntersuchungen zu vermeiden.

Bei ursächlich ungeklärten Epilepsien und insbesondere bei Epilepsien aufgrund einer voranschreitenden Gehirnerkrankung sollte vor Behandlungsbeginn mit ketogener Diät eine Lumbalpunktion (Nervenwasser-Untersuchung) durchgeführt werden.

Apparative Untersuchungen. Folgende apparative Untersuchungen sollten vor Beginn einer ketogenen Diät durchgeführt worden sein:

- Kernspintomographie des Kopfes. Diese Untersuchung wird bei fokalen Epilepsien mit der Frage nach Fehlbildungen, narbigen Veränderungen oder Tumoren durchgeführt. Hierbei wird geprüft, ob möglicherweise eine gut abgrenzbare und operierbare Veränderung vorhanden ist. Die Kernspintomographie wird in der Regel bei Diagnosestellung der Epilepsie durchgeführt und kann daher bei Beginn der ketogenen Diät auch schon Monate oder Jahre zurückliegen. Ob dann nochmals eine aktuelle Aufnahme nötig ist, entscheidet der behandelnde Arzt im Einzelfall.
- EEG-Untersuchung.
- Ultraschall-Untersuchung des Bauches mit der Frage nach Leber- oder Nierenveränderungen.
- EKG und Herzecho-Untersuchung.

Ernährungs- und Anfallstagebuch

Wenn alle Untersuchungen abgeschlossen sind und die ketogene Diät im Krankenhaus eingeleitet werden soll, müssen Sie vorher über einige Tage ein Ernährungstagebuch und ein Anfallstagebuch führen.

Wie Sie das Ernährungstagebuch führen

Das Ernährungstagebuch muss über vier Tage geführt werden. Hier soll alles aufgeschrieben werden, was und wie viel Ihr Kind über den Tag hinweg isst und trinkt. Achten Sie darauf, während dieser Zeit in gar keinem Fall die Ernährungsgewohnheiten umzustellen. Führen Sie kein Tagebuch, wenn Geburtstage oder hohe Feiertage anstehen, da man zu diesen Gelegenheiten oft mehr isst als gewöhnlich. Das Ernährungstagebuch gibt einen wichtigen Anhaltspunkt, wie viele Kalorien Ihr Kind vor der Diät zu sich genommen hat. Das Ernährungstagebuch wird immer von Donnerstag bis Sonntag geführt.

Halten Sie bitte folgende Schritte ein:

Donnerstagmorgen: Bitte vor dem Frühstück das Körpergewicht messen und notieren. Das Kind soll bei der Bestimmung des Körpergewichts noch nichts gegessen und getrunken haben. Bitte wiegen Sie Ihr Kind in Unterwäsche.

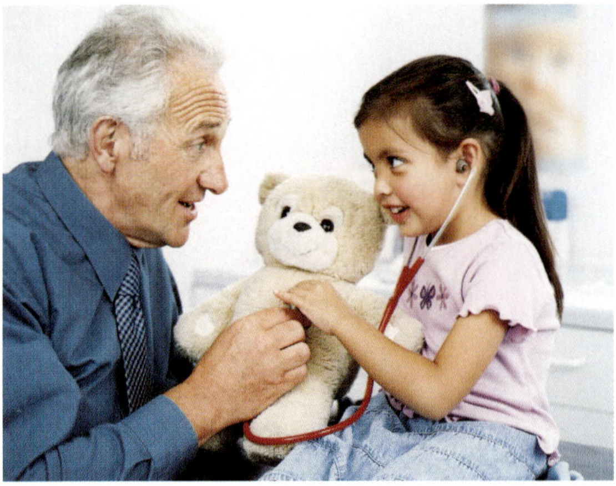

Dann beginnen Sie mit dem Ausfüllen des Ernährungstagebuches (eine entsprechende Vorlage finden Sie im Service-Teil auf S. 176). Beachten Sie: Je genauer Sie die aufgenommene Nahrung und die Getränke notieren, desto besser ist die Schätzung des Bedarfs bei Ihrem Kind. Achten Sie darauf, dass Sie nicht plötzlich weniger anbieten, nur weil es aufgeschrieben werden muss. Wenn möglich, wiegen Sie bitte die einzelnen Portionen. Falls Sie keine Küchenwaage haben, notieren Sie die Portionen in Esslöffel oder Teelöffel.

Montagmorgen (Sonntag war der letzte Tag des Ernährungstagebuches): Bitte vor dem Frühstück das Körpergewicht erneut messen. Dies muss auf derselben Personenwaage geschehen, wie die Messung vom Donnerstag. Dieses Gewicht bitte erneut notieren. Es müssen die gleichen Bedingungen wie am Donnerstag sein: Das Kind soll noch keine Nahrung und noch keine Getränke zu sich genommen haben. Bitte wiegen Sie Ihr Kind wieder in Unterwäsche.

Wie Sie das Anfallstagebuch führen

Um festzustellen, ob die ketogene Diät wirkt, soll vor der stationären Aufnahme über eine Woche ein Anfallstagebuch geführt werden: Sehr wahrscheinlich hat man Ihnen schon gesagt, wie die Anfälle genannt werden, die Ihr Kind hat. Falls Ihr Kind verschiedene Anfallsformen hat, schreiben Sie bitte alle Formen von Anfällen auf, die Sie bemerken und sehen. Während der Umstellung auf die ketogene Diät im Krankenhaus werden Sie wieder ein Anfallstagebuch führen. Bitte beachten Sie: Im Krankenhaus beobachten Sie Ihr Kind eventuell intensiver. Falls Ihr Kind sehr viele Anfälle täglich hat, notieren Sie das Anfallsgeschehen von drei Tagen (eine entsprechende Vorlage finden Sie auf S. 177).

Entscheidungshilfe

Sie müssen die Mahlzeiten nicht selbst ausrechnen, wenn Ihnen das zu kompliziert erscheint. Sie können sich auch von Ihrer Diätassistentin alle Rezepte geben lassen, so dass Sie diese nur noch abwiegen müssen.

Die ketogene Diät verlangt höchste Konzentration innerhalb der ersten Wochen von mindestens einem Elternteil. Besser ist es jedoch, wenn beide Elternteile sich mit der ketogenen Diät auskennen und sich gegenseitig unterstützen können. Man muss das Prinzip der Diät verstanden haben, da man zu Hause für die Aufrechterhaltung der Ketose verantwortlich ist. In der ersten Zeit sollte man zusätzlich eine Stunde täglich für die Zubereitung der Mahlzeiten einplanen. Während des stationären Aufenthaltes zu Beginn der ketogenen Diät wird jedoch eine intensive Schulung angeboten. Je nach Zentrum sollten Sie auch die Möglichkeit haben, unter Aufsicht der Diätassistentin die Mahlzeiten schon in der Klinik selbst zuzubereiten. Jedes gute Keto-Team wird Ihnen eine Telefonnummer und E-Mail-Adresse geben, bei der Sie sich bei Unsicherheiten melden können. Nach einigen Wochen kehrt Routine ein und die Nervosität nimmt ab.

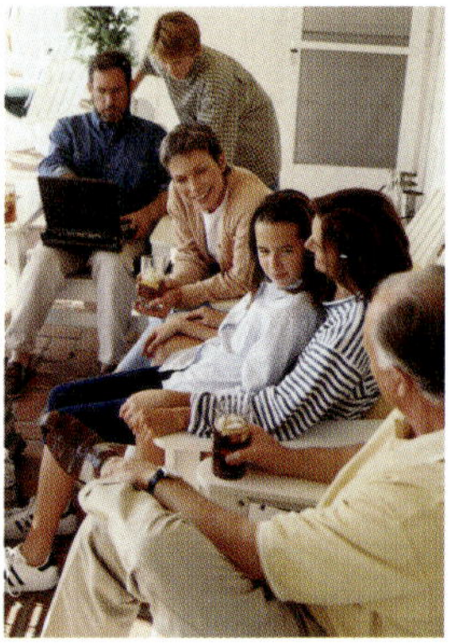

Am besten ist es, wenn die ganze Familie über die ketogene Diät Bescheid weiß und mitzieht.

Belastung und Chance zugleich

Es wird häufig argumentiert, dass die ketogene Diät zwar sehr wirkungsvoll ist, man die Durchführung jedoch keiner Familie »antun« kann. Die ketogene Diät zur Behandlung von Epilepsie ist nicht für Patienten gedacht, die bereits mit dem ersten Medikament anfallsfrei sind. Die Diät ist für die Patienten gedacht, die entweder auf Medikamente gar nicht reagieren oder die nicht tolerierbare Nebenwirkungen der Medikamente erfahren. Nur, wer die immense Belastung in einer Familie kennt, die eine nicht kontrollierbare Epilepsie mit sich bringt, weiß, dass man den Patienten und deren Familien diese alte Methode als neue Chance anbieten muss. Das Durchhaltevermögen für diese Diät ist ganz klar vom Erfolg abhängig. Erleben Kind und Eltern schon während der ersten Tage im Krankenhaus einen starken Rückgang der Anfälle, so steigt die Motivation, alles korrekt zu machen.

Man sollte der Diät für mindestens drei Monate eine Chance geben. Wenn überhaupt keine Wirkung auf das Anfallsgeschehen zu sehen ist, kann die Diät zügig wieder abgesetzt werden. Wenn die Diät über mehrere Jahre erfolgreich durchgeführt wurde, wird sie in kleineren Schritten wieder abgesetzt.

AUS DEM LEBEN

Eine Mutter erzählt

»Mein Sohn bekam seinen ersten epileptischen Anfall im Alter von etwas mehr als anderthalb Jahren. Von diesem völlig unverhofften Anfall ausgehend, nahm die Entwicklung einen rasanten Verlauf und bald hatte er täglich so viele Anfälle, dass eine Odyssee durch verschiedene Krankenhäuser begann. Wir erfuhren, dass er an einer myoklonisch-astatischen Epilepsie litt, die idiopathisch ist, deren Ursache also bis heute unklar blieb. Ein Medikament folgte auf das nächste, keines half. Wir gingen zu einer Multi-Therapie über: zunächst mit zwei, später gar drei verschiedenen Medikamenten gleichzeitig. Die Anfälle blieben unkontrollierbar, die Nebenwirkungen waren furchtbar.

Es wurde untersucht, ob ein chirurgischer Eingriff möglich wäre, aber da er an einer primär generalisierten Epilepsie litt und das MRT keine Auffälligkeiten zeigte, erwies sich auch dies als unmöglich. Dann starteten wir eine ACTH-Behandlung (eine Hormontherapie ähnlich einer hochdosierten Cortison-Therapie), die aber die Anfallssituation sogar noch zu verschlechtern schien und die rückblickend für uns alle die schlimmste Zeit war. Neben der Implantation eines Vagus-Nerv-Stimulators schien nur noch die Alternative der ketogenen Diät zu bleiben. Nach den schlechten Erfahrungen mit den Medikamenten und der ACTH-Behandlung zog ich die vergleichsweise natürlich wirkende ketogene Diät einem weiteren, schweren operativen Eingriff vor.

So starteten wir die ketogene Diät in einem Kinderkrankenhaus, wo wir die ersten Tage verbrachten, in denen er zuerst fastete und dann in der Ketose stabilisiert wurde. Mein Sohn war mittlerweile etwas über zweieinhalb Jahre alt. Die Zeit im Krankenhaus war dadurch schwierig, dass sich im Umfeld einer normal betriebenen Station überall Essen und Trinken befindet und andere Kinder im Spielzimmer hier und da etwas liegen lassen. Ich musste permanent aufpassen, dass er nicht durch Naschen aus der Ketose herauskommt. Ansonsten aber klappte die Einstellung recht gut. Die Ketosewerte schwankten in den ersten Tagen besonders zwischen Nacht und Tag, waren morgens oft noch zu niedrig. Aber schon nach wenigen Tagen pendelten sich die Werte recht gut ein.«

AUS DEM LEBEN

Obwohl die Epilepsie nicht auf die Stoffwechselumstellung reagierte und die ketogene Diät nach vier Monaten wieder abgesetzt wurde, schreibt die Mutter trotzdem:

»Ich habe es aber auf keinen Fall bereut, die Diät probiert zu haben. Im Gegenteil, im Nachhinein hätte ich mir gewünscht, dass wir sie auf jeden Fall vor ACTH angewendet hätten, wenn nicht gar schon vor einigen medikamentösen Versuchen. Wenn mehrere Medikamente wirkungslos bleiben, dann liegt die Wahrscheinlichkeit, dass ein anderes Medikament wirken wird, nur noch bei 2 %. Ausgehend von dieser Erkenntnis denke ich, dass der Diät frühzeitiger eine Chance eingeräumt werden könnte: Denjenigen, bei denen sie anschlägt, erspart sie dann schwerwiegende Nebenwirkungen.

Nun ist es aber so, dass die Diät für die Eltern eine größere Belastung ist als für das Kind. Mahlzeiten müssen grammgenau abgewogen und exakt zubereitet werden und das erfordert sehr viel Zeit und Geduld. Die Mahlzeiten müssen auch zeitlich sehr genau eingenommen werden, weswegen der gesamte Tagesablauf rund um die Diät geplant werden muss. Ausflüge und Reisen stellen da natürlich noch stärkere Ansprüche an eine gute Vorbereitung. Eltern mit Kindern auf der ketogenen Diät müssen Organisation zu einer Priorität machen, die Flexibilität des alltäglichen Lebens wird eingeschränkt.

Der hilfreichste und stärkendste Gedanke war mir der, dass ich mit der Diät endlich selbst etwas gegen das Leid meines Sohnes unternehmen konnte. Wie oft sitzt man am Krankenbett seines von Anfällen geschüttelten Kindes und fühlt nichts als niederschmetternde Macht- und Hilflosigkeit? Das furchtbare Gefühl, nur zusehen und nichts selbst tun zu können, ist viel schwerer auszuhalten als die ketogene Diät. Bei allen Schwierigkeiten, die die ketogene Diät mit sich bringt, denke ich, man darf nicht unterschätzen, wie gut es den Eltern auch tut, eine Aufgabe an die Hand zu bekommen und endlich agieren zu können.«

Ihre persönliche Entscheidung

Bevor Sie sich für oder gegen das Ausprobieren der ketogenen Diät entscheiden können, müssen Sie selbst mögliche Vor- und Nachteile gegeneinander abwägen und die medizinische Unbedenklichkeit muss natürlich vollständig abgeklärt sein. Um Ihnen diesen Entscheidungsprozess zu erleichtern, haben wir in der folgenden Checkliste noch mal die wichtigsten Punkte zusammengestellt.

CHECKLISTE

Wurde bei Ihrem Kind eine Epilepsie – und auch die genaue Epilepsieform – sicher festgestellt?	Ja ◯	Nein ◯
Wurden mindesten zwei Antiepileptika erster Wahl in ausreichender Dosierung ausprobiert und führten zu keiner Besserung?	Ja ◯	Nein ◯
Bei Ihrem Kind liegt keine der auf Seite 44 aufgeführten Kontraindikationen vor.	Ja ◯	Nein ◯
Ihr Kind hat auch keine andere schwere Begleiterkrankung (siehe S. 45), die den Einsatz der ketogenen Diät verbietet.	Ja ◯	Nein ◯
Sie können den zusätzlichen Zeitaufwand (ca. 1 Stunde pro Tag) für die Berechnung und Zubereitung der Mahlzeiten für zunächst mindestens 3 Monate aufbringen.	Ja ◯	Nein ◯
Trauen Sie sich und Ihrem Kind zu, die strengen Ernährungsregeln durchzusetzen bzw. einzuhalten?	Ja ◯	Nein ◯
Können Sie die finanzielle Mehrbelastung von ca. 50 €/Monat für die speziellen Nahrungsmittel sowie die einmalige Belastung für die Anschaffung der Digitalwaage von ca. 60 € aufbringen?	Ja ◯	Nein ◯
Haben Sie ein Krankenhaus in Ihrer Nähe, in der die Umstellung auf die Ketose erfolgen könnte? Und in dem Sie die nötige Ernährungsschulung erhalten?	Ja ◯	Nein ◯
Sind Sie mit Ihrem Kind in Behandlung bei einem Neuropädiater, der sich mit der ketogenen Diät auskennt und die Behandlung bei Ihrem Kind befürwortet?	Ja ◯	Nein ◯
Ist Ihr Partner bzw. Ihre ganze Familie willens und in der Lage, die zusätzliche Belastung zu tragen?	Ja ◯	Nein ◯

Auswertung: Wenn Sie alle Fragen mit Ja beantwortet haben, steht der ketogenen Diät nichts mehr im Wege. Im nächsten Kapitel erfahren Sie, wie es nun weitergeht.

Falls Sie bei einer oder mehreren Fragen mit Nein geantwortet haben, bedeutet das entweder, dass die ketogene Diät nicht in Frage kommt, z. B. wenn bei Ihrem Kind eine Kontraindikation vorliegt. Oder es bedeutet, dass mit der Diät zum jetzigen Zeitpunkt noch nicht begonnen werden kann. Wenn Sie z. B. bisher mit Ihrem Kind bei einem Arzt in Behandlung waren, der die ketogene Diät nicht kennt und/oder ablehnt, Sie aber nun durch die Lektüre dieses Buches wissen, dass diese Behandlung Ihrem Kind helfen könnte, sollten Sie in Absprache mit Ihrem behandelnden Arzt einen passenden Arzt und/oder ein entsprechend ausgestattetes Krankenhaus suchen (siehe Adressen auf S. 173–174).

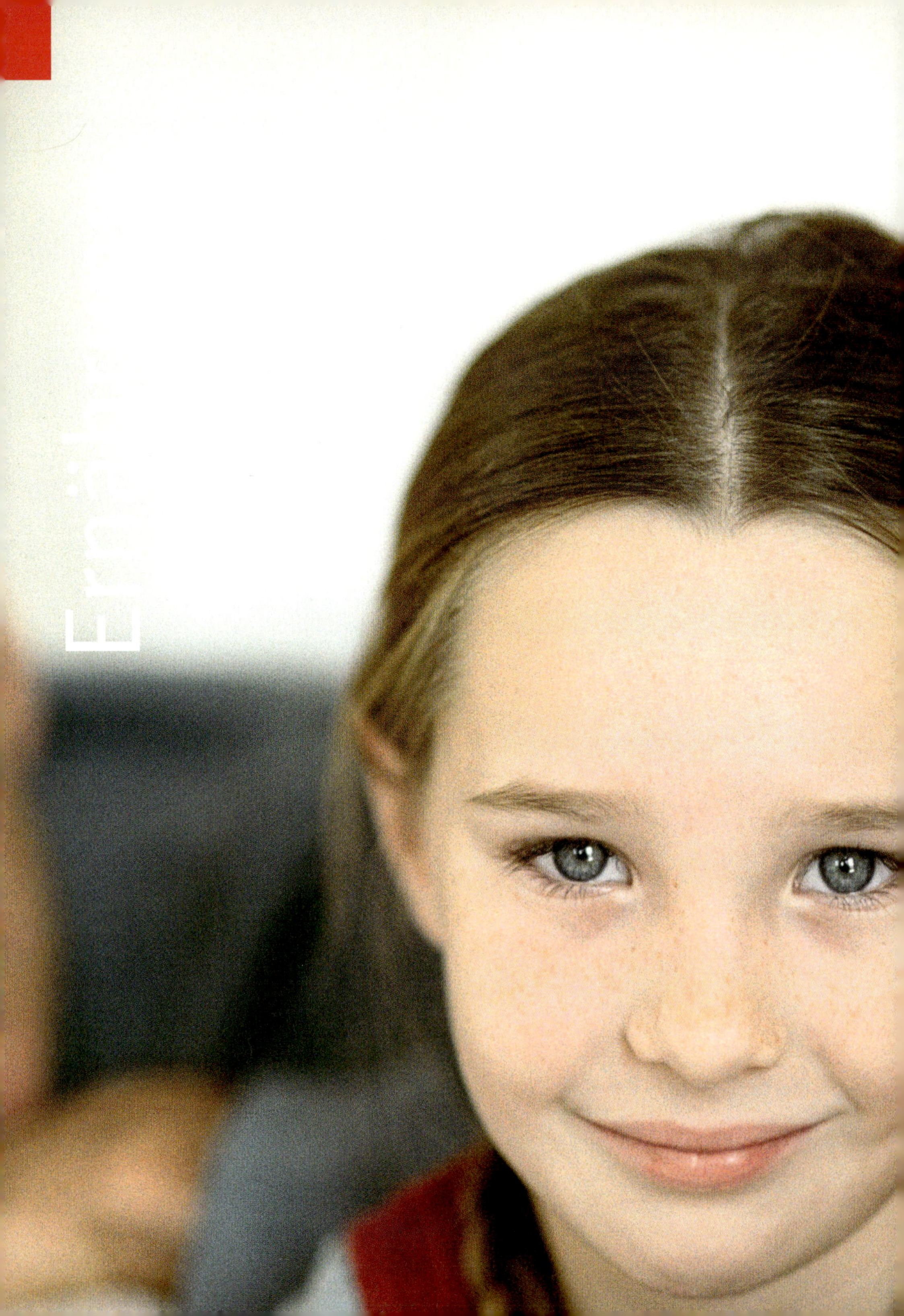

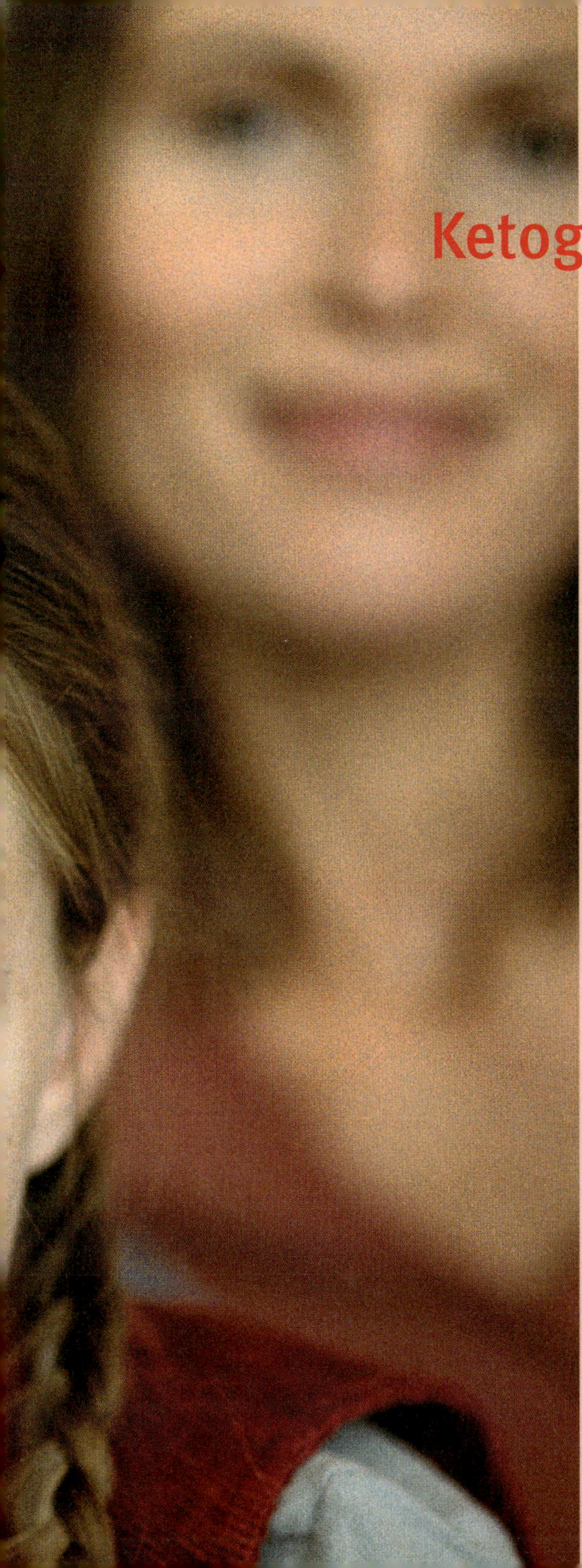

Ketogene Ernährung

In diesem Kapitel erfahren Sie alles, was Sie für den Einstieg in die ketogene Diät benötigen. Die Umstellungszeit wird vermutlich sowohl für Ihr Kind als auch für Sie belastend und anstrengend sein.
Aber falls die Anfälle dann zurückgehen, ist es wohl alle Mühe wert.

Einleitung im Krankenhaus

Die ketogene Diät wird grundsätzlich im Krankenhaus begonnen. Nur hier kann Ihr Kind entsprechend ärztlich betreut und die nötigen Untersuchungen während der Umstellung auf die Ketose durchgeführt werden.

Falls das Krankenhaus Ihres Keto-Teams nicht zu weit von Ihrem Wohnort entfernt ist, ist es günstig, wenn Sie bereits in der Woche vor der geplanten stationären Aufnahme mit der Diätassistentin und dem Arzt des Keto-Teams einen ambulanten Vorstellungstermin vereinbaren, um den Ablauf des stationären Aufenthalts zu besprechen.

INFO

Was Sie in die Klinik mitbringen sollten

- Alle Arztberichte, die Sie bereits bekommen haben.
- Das gelbe Untersuchungsheft Ihres Kindes.
- Eine Liste von Medikamenten, die Ihr Kind bereits bekommen hat (denken Sie hierbei bitte an alle Medikamente (Vitaminpräparate, homöopathische Präparate usw.).
- Das ausgefüllte Ernährungstagebuch.
- Das ausgefüllte Anfallstagebuch.
- Falls Sie vorher schon Anfallstagebücher geführt haben, bringen Sie diese bitte ebenfalls mit.
- Einen Taschenrechner.
- Neben den sonstigen Toilettenartikeln, die Sie mit in das Krankenhaus bringen, kaufen Sie bitte eine besondere Zahnpasta: Kinder Zahngel von Weleda (in der Apotheke erhältlich). Diese Zahnpasta ist zuckerfrei.

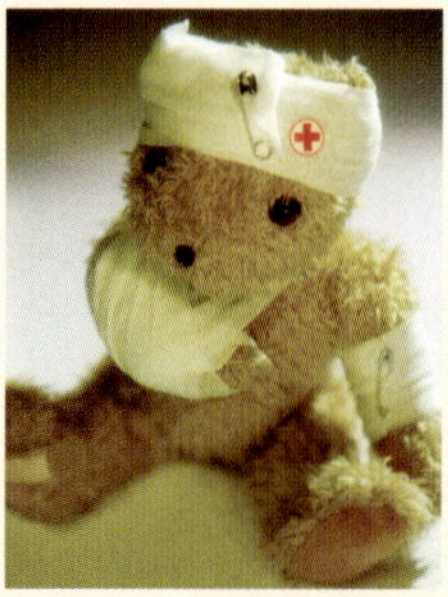

Der stationäre Beginn der Behandlung ist notwendig, um die Blutzucker-Werte und den Säure-Basen-Haushalt in der Einleitungsphase engmaschig kontrollieren und falls notwendig korrigieren zu können. Nur so können eine Unterzuckerung oder Übersäuerung rechtzeitig erkannt werden. Außerdem können zu Beginn der Behandlung auftretende Nebenwirkungen wie Schläfrigkeit, Übelkeit und Erbrechen besser behandelt werden. Die Zeit des Krankenhausaufenthalts wird außerdem für eine intensive Elternschulung genutzt.

Ihr Kind wird in der Regel für fünf bis sieben Tage stationär in einer Kinderklinik – die über ein Keto-Team verfügt – aufgenommen. In dieser Zeit müssen Sie den Anfallskalender genauso wie zuvor zu Hause fortführen.

Sollen beide Eltern in der Klinik dabei sein?

Wenn ein Kind ketogen ernährt wird, kommt eine starke Veränderung auf die Familie zu. Die ketogene Diät muss in das Familienleben aufgenommen werden. Es wäre schön, wenn beide Elternteile das Prinzip der Diät verstanden hätten. Würde nur die Mutter die Berechnungen und Zubereitungen durchführen, käme es im Falle einer plötzlichen Erkrankung der Mutter zu großen Irritationen, was das Kind denn nun essen muss. Weiterhin würde es für die Mutter bedeuten – falls sie die alleinige Expertin ist –, dass sie nicht einmal ein Wochenende alleine verreisen kann. Teilen Sie die Mühen, die durch die Diät entstehen, in der Familie auf.

Natürlich spricht nichts dagegen, ein Kind einer allein erziehenden Mutter oder eines allein erziehenden Vaters auf die Diät umzustellen.

Die Tage der Stoffwechselumstellung werden für Ihr Kind sehr anstrengend sein. Bringen Sie bitte daher auch

- die Schmusedecke/das Schmusetier,
- Lieblingsspielzeug,
- Spiele (z. B. Puzzles), die Ihr Kind vom Hungergefühl ablenken könnten mit,
- vielleicht auch einen Kassettenrecorder mit den favorisierten Geschichten und eventuell (nach Absprache mit dem Keto-Team) Videos.

Was Sie beachten müssen, wenn Ihr Kind noch Antiepileptika erhält

Falls der behandelnde Neuropädiater Ihres Kindes nicht auch gleichzeitig der Neuropädiater des Keto-Teams ist, sollten beide Ärzte gemeinsam überlegen, ob an der bestehenden Medikation vor Einleitung der ketogenen Diät etwas geändert werden muss.

Einige Antiepileptika wurden schon im Abschnitt »relative Kontraindikationen« auf S. 45 erwähnt, da gehäuft Nebenwirkungen der ketogenen Diät auftreten, wenn gleichzeitig mit diesen Medikamenten behandelt wird.

Valproat. Dieses Medikament (Handelsnamen z. B. Ergenyl, Orfiril, Convulsofin) ist ein sehr wirksames und häufig eingesetztes Antiepileptikum. Es kann den Abbau von Fettsäuren in der Leber hemmen. Die Kombination von Valproat-Behandlung und ketogener Diät kann zu einer Störung der Leberfunktion bis hin zur schweren Lebererkrankung führen. Dennoch wird man sich manchmal dazu entschließen, die Valproat-Behandlung auch während der ketogenen Diät fortzuführen. Dann sollten insbesondere zum Beginn der Behandlung die Leberwerte und Fettstoffwechselparameter im Blut engmaschig kontrolliert werden.

ACHTUNG

Was Sie generell bei der Einnahme von Medikamenten beachten müssen

Bei allen Medikamenten, die Ihr Kind zum Zeitpunkt der Diät erhält und im weiteren Verlauf erhalten wird, muss auf den Kohlenhydratgehalt der Medikamente geachtet werden. Einige Medikamente enthalten so viele Kohlenhydrate, dass sie das Erreichen einer ausreichenden Ketose verhindern können. Wenn der Waschzettel eine bestimmte Menge Glukose angibt, ist es sofort klar, dass das ein Kohlenhydrat ist. Sie müssen alle Medikamente und Vitaminprodukte zur Aufnahme in das Krankenhaus mitbringen. Oft gibt es ein Medikament als Tablette, Saft und Tropfen. Säfte enthalten oft viele Kohlenhydrate, Tropfen können dann besser geeignet sein, bei Tabletten ist es sehr unterschiedlich. Wenn möglich, sollten kohlenhydratfreie Tabletten eingenommen werden. Falls keine Alternativen zu bereits verschriebenen Medikamenten bestehen, müssen die Kohlenhydrate der Medikamente in die Diät mit eingerechnet werden. Die Tabelle auf S. 179–186 gibt den Kohlenhydratgehalt häufig verordneter Medikamente im Kindes- und Jugendalter an.

Weitere Antiepileptika. Die Medikamente Sultiam (Ospolot), Topiramat (Topamax), Azetolamid (Diamox) und Zonisamid (Zonegran) sind Antiepileptika, die den Säure-Basen-Haushalt beeinflussen und zu einer Übersäuerung des Bluts führen können. Die ketogene Diät führt zur Bildung von Ketonkörpern (Beta-Hydroxybuttersäure) in großer Menge und damit gleichfalls zu einer Übersäuerung. Die Kombination von einem dieser vier Medikamente mit der Einleitung einer ketogenen Diät kann zu einer bedrohlichen Übersäuerung im Blut führen. Da auch diese Medikamente häufig eine relativ gute Wirksamkeit auf die Anfallshäufigkeit zeigen, wird man sich nicht immer dazu entschließen können, diese Medikamente vor einer ketogenen Diät abzusetzen. In diesem Fall müssen sehr engmaschige Kontrollen der Blutgasanalyse vor allem in der Einleitungsphase der Diät durchgeführt werden.

Phenobarbital. Wird Ihr Kind bei Diätbeginn mit Phenobarbital (z. B. Luminaletten, Luminal) behandelt, sollte die Dosis um 30 % reduziert werden, da es durch die ketogene Diät zu einer Erhöhung des Phenobarbital-Blutspiegels kommt.

Der erste Tag und die Einleitung der Fastenphase

Oft erfolgt die stationäre Aufnahme um die Mittagszeit. Ihr Kind wird am Aufnahmetag vom Stationsarzt körperlich und neurologisch untersucht. In den darauf folgenden Tagen wird, abhängig davon wie es Ihrem Kind geht, nur noch eine kurze ärztliche Untersuchung durchgeführt. Das Gewicht wird täglich bestimmt. Gegen 18.00 Uhr des Aufnahmetages erhält Ihr Kind noch ein normales Abendessen.

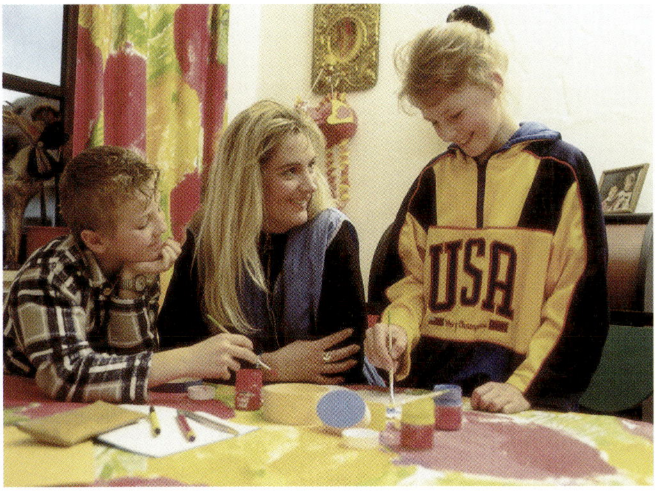

Versuchen Sie, Ihr Kind während der Hungerphase mit Malen, Spielen oder Vorlesen abzulenken.

Einzelne Kliniken beschränken in dieser Phase die Flüssigkeitszufuhr während des Fastens auf 60–75 ml/kg Körpergewicht innerhalb von 24 Stunden. Dieses muss unter ärztlicher Aufsicht geschehen und ist unseres Erachtens nicht notwendig.

Anschließend beginnt die Fastenphase. In den meisten Kliniken wird das Kind so lange hungern, bis es in der Ketose ist (24 bis 48 Stunden). Dies muss unter ärztlicher Aufsicht geschehen. Während der Hungerperiode darf das Kind kalorienfreie Getränke zu sich nehmen. Verschiedene Stoffwechselparameter werden in regelmäßigen Abständen gemessen.

Die Fastenphase – 24 bis maximal 48 Stunden

Den Tag über gibt es keine Nahrung. Ihr Kind bekommt ausreichend Flüssigkeiten. Der Morgen beginnt mit einer Blutentnahme. Während der Fastenphase wird alle 8 Stunden der klinische Zustand mit Bestimmung von Herzfrequenz, Atmung und Blutdruck beurteilt. Jetzt sind Sie als Eltern besonders gefordert, das Kind abzulenken. Nun kommen alle Lieblingsspielsachen zum Einsatz. Überlegen Sie sich, womit Sie ihr Kind vom Hungergefühl ablenken können.

ACHTUNG

Die Fastenphase darf nur in der Klinik erfolgen

Führen Sie in keinem Fall diese Hungerphase zu Hause durch. Diese ein bis zwei Tage sind eine sehr anstrengende Zeit. Falls Sie nicht sofort einen Aufnahmetermin in einer Klinik mit Keto-Team bekommen, warten Sie bitte die Zeit ab. Die Arbeitsgruppe aus Baltimore berichtet von einem Kind, das einen Aufnahmetermin im Keto-Team hatte, der den Eltern jedoch zu spät erschien. Also ließen sie das Kind zu Hause hungern, mit der Folge, dass sie in der Notaufnahme der Klinik statt im Keto-Team aufgenommen wurden.

Nötige Messungen. Während des Fastens werden regelmäßig die Blutzuckerspiegel und bei Bedarf zusätzlich auch die Blutgase bestimmt.

- Die Blutzuckerbestimmungen erfolgen 4–6-stündlich, solange die Blutzuckerwerte größer als 45 mg/dl sind.
- Bei Säuglingen erfolgen die Blutzuckerbestimmungen 2-stündlich.
- Fallen die Blutzuckerwerte unter 45 mg/dl, erfolgen die Kontrollen auch bei älteren Kindern 2-stündlich, bei Bedarf häufiger.

Eine venöse Blutentnahme mit Bestimmung von Blutgasanalyse, Elektrolyten und Beta-Hydroxybuttersäure erfolgt während der Fastenphase zweimal am Tag. Jede Urinprobe wird auf Ketone gestickst.

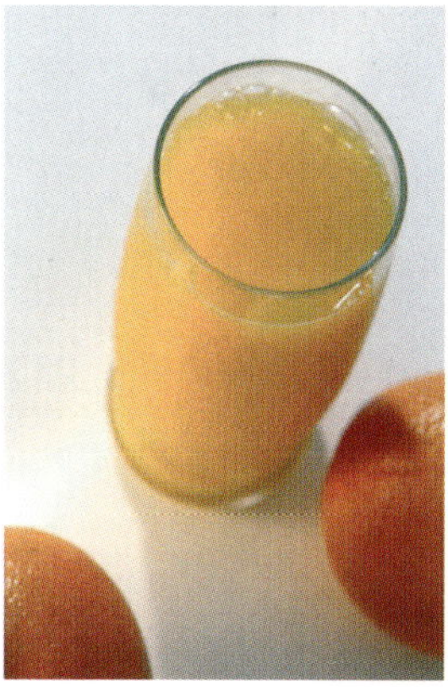

Wenn Ihr Kind unterzuckert ist, sollte es 30 ml Orangen- oder Apfelsaft trinken.

Symptome einer Unterzuckerung

Klinische Zeichen einer Unterzuckerung sind

- Blässe,
- Zittrigkeit,
- Kaltschweißigkeit,
- Heißhunger,
- beschleunigter Herzschlag,
- Angst,
- Schwindel,
- Bewusstseinsstörung und
- Bewusstlosigkeit.

Sehr aktive Kinder, junge oder sehr dünne Kinder mit geringeren Kohlenhydratvorräten in der Leber sind stärker gefährdet, eine Unterzuckerung zu entwickeln. In der Regel wird die Fastenphase jedoch auch von kleinen Kindern gut und ohne Unterzuckerung toleriert.

Was passiert bei Unterzuckerung? Treten jedoch Symptome einer Unterzuckerung auf oder fällt der Blutzuckerwert unter 45 mg/dl, werden 30 ml Orangensaft oder Apfelsaft gegeben, und der Blutzuckerwert wird nach einer halben Stunde kontrolliert. Bei Fortbestehen von klinischen Zeichen einer Unterzuckerung oder wenn der Orangensaft z. B. bei Übelkeit nicht getrunken wird, erfolgt eine intravenöse Glukosegabe. Günstig ist es, wenn in dieser Phase parallel die Blutzuckerwerte und die Beta-Hydroxybuttersäure-Konzentrationen im kapillaren Blut bestimmt werden können, da dann sofort festgestellt werden kann, ob dem Gehirn als alternativer

ACHTUNG

Symptome einer zu hohen Ketose

Schwindel, Übelkeit und Erbrechen und eine rasche und vertiefte Atmung. Eine zu hohe Ketose kann zu einem lebensbedrohlichen Koma führen. Die Behandlung erfolgt mit verstärkter Flüssigkeitszufuhr, bei Bedarf gelegentlich intravenös, ggf. mit zusätzlicher intravenöser Glukosegabe.

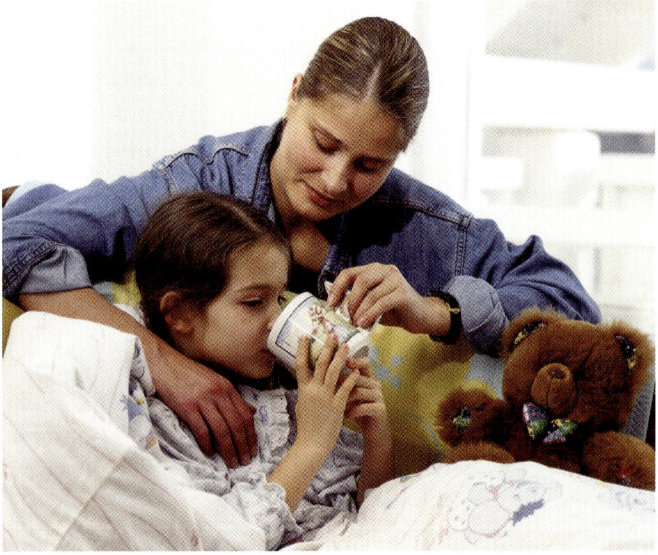

Ermuntern Sie Ihr Kind immer wieder, einen Schluck zuckerfreien Tee oder Wasser zu trinken. Das ist während des Fastens besonders wichtig.

Brennstoff bereits genügend Ketonkörper zur Verfügung stehen.

Symptome eines zu starken Flüssigkeitsverlusts

Insbesondere während der Einleitungsphase der Diät ist auf ausreichendes Trinken zu achten. In dieser Phase wird daher in der Klinik ein Protokoll aller zugeführten Flüssigkeit erstellt. Klinische Zeichen eines Flüssigkeitsverlusts sind

- Schlappheit,
- verminderte Urinproduktion mit dunklem und konzentriertem Urin,
- dunkel unterränderte (halonierte) Augen und
- bei fortgeschrittener Austrocknung eine verminderte Hautspannung.

Im Urinsticks zeigt sich dann ein zu konzentrierter Urin mit einem spezifischen Gewicht von > 1020. Die Behandlung erfolgt durch erhöhte Flüssigkeitszufuhr entweder durch Trinken oder eine Infusion.

Die erste ketogene Mahlzeit

Die Fastenphase endet, wenn Ihr Kind in der Ketose ist – bei Säuglingen spätestens nach 24 Stunden, bei größeren Kindern spätestens nach 48 Stunden. Eine ausreichende Ketose ist erreicht, wenn die Beta-Hydroxybuttersäure-Konzentration 2 mmol/l erreicht oder der Urin-Ketosticks mindestens zweifach positiv ist (leicht violett, entsprechend 40 mg/dl).
Nach Erreichen einer ausreichenden Ketose beginnt die ketogene Diät nach folgendem Schema:

- 1. Tag mit ketogener Diät: $^{1}/_{3}$ der errechneten Kalorienzufuhr.
- 2. Tag mit ketogener Diät: $^{2}/_{3}$ der errechneten Kalorienzufuhr.
- 3. Tag mit ketogener Diät: Gesamtmenge der errechneten Kalorienzufuhr.
  Die erste ketogene Mahlzeit könnte z. B. ein Omelett sein.

Sie lernen in der Klinik, die Mahlzeiten selbst zu berechnen

Während des stationären Aufenthaltes werden Sie zusammen mit der Diätassistentin verschiedene Rezepte ausprobieren, die dem Kind schmecken. Sie wissen am besten über die Vorlieben Ihres Kindes Bescheid. Gleichzeitig erhalten Sie eine intensive Schulung, wie die Diät wirkt und wie die Rezepte berechnet werden. Man vermittelt Ihnen, wie man die Mahlzeiten von Hand ausrechnet und wie man mit einem Computerprogramm die Mahlzeiten berechnet.

Nach diesen Tagen fühlt man sich sicher im Umgang mit der Diät, man weiß, wie man die Mahlzeiten berechnet, die Ketose und Glukose bestimmt und kann mit sicherem Gefühl nach Hause gehen.

Je nach dem Verlauf bei Ihrem Kind können Sie gemeinsam am 5. oder 6. Tag das Krankenhaus verlassen. Sie werden in der Klinik einige Mahlzeiten vorbereiten, die Sie mit nach Hause nehmen, so dass Sie sich in Ruhe in Ihrer Küche zu Hause einrichten können.

Am Morgen des Entlassungstages erfolgt wieder eine venöse Blutentnahme, bei der vor der Entlassung nochmals alle wichtigen Parameter wie Blutbild, Blutzucker, Beta-Hydroxybuttersäure, Elektrolyte, Leber- und Nierenparameter sowie die Fettstoffwechselparameter überprüft werden.

INFO

Präparate und Sticks, die Sie zu Hause brauchen

Sie erhalten vor der Entlassung ein Rezept, das Sie mit den erforderlichen Dingen ausstattet, die Sie zu Hause zur Kontrolle der Diät benötigen. Dieses sind in der Regel:

- Calcium, Multivitamin- und Mineralienpräparat mit Calcium, Phosphat und – Kaliumzusatz,
- Urin-Ketosticks,
- eventuell zusätzlich Blut-Beta-Hydroxybuttersäure- und Blut-Glukosesticks,
- eventuell zusätzlich Ketocal (SHS),
- das Gerät zur Blutbestimmung von der Firma MediSense.

Die ersten Tage zu Hause

Zu Hause sollten die Urin-Ketone bzw. Blut-Ketone (je nachdem was mit dem behandelnden Arzt besprochen wurde) zunächst mehrfach täglich bestimmt werden. Sie sollten weiterhin einen genauen Anfallskalender führen. Sie werden über die ersten Wochen (eventuell Monate) nur Mahlzeiten zubereiten, die von der Diätassistentin ausgerechnet wurden.

Die Umstellung des Stoffwechsels ist für die Kinder anstrengend. Die ketogene Diät muss wie ein Medikament behandelt werden. Es können Nebenwirkungen auftreten. Viele Eltern sind der Meinung, dass die vielen Medikamente, die die Kinder täglich bekommen, die Aufmerksamkeit der Kinder einschränkt. Dies ist bei einigen Medikamenten auch ganz sicherlich der Fall. Bei Kindern mit vielen Anfällen kann man jedoch den Einfluss von Anfällen und Medikamenten nicht

Viele Kinder sind zunächst müde. Dies wird sich jedoch nach ein paar Wochen legen, und falls das Kind auf die Diät anspricht, wird es aufgrund der geringeren Anfallsaktivität immer wacher und zufriedener werden.

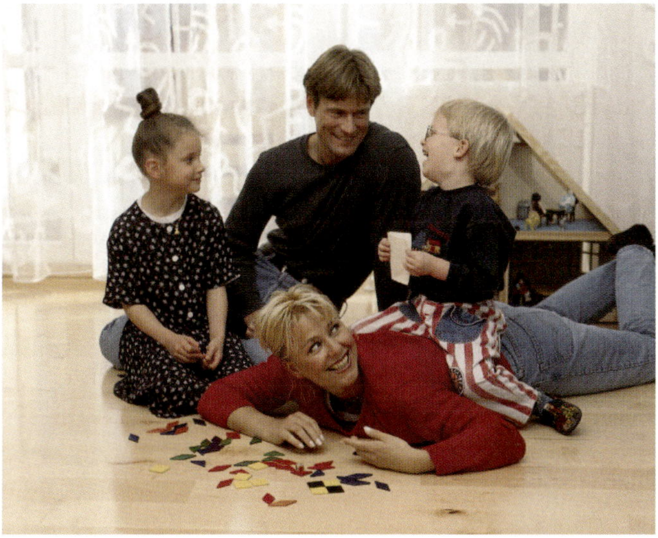

Auch wenn die ketogene Diät bei Ihrem Kind erkennbar anschlägt, sollten Sie Antiepileptika nicht in Eigenregie absetzen.

mehr unterscheiden. Ein Vorteil der ketogenen Diät ist, dass keine Beeinflussung der Aufmerksamkeit – z. B. infolge von Müdigkeit (außer in der ersten Zeit) – auftritt.

Wann können die Antiepileptika abgesetzt werden?

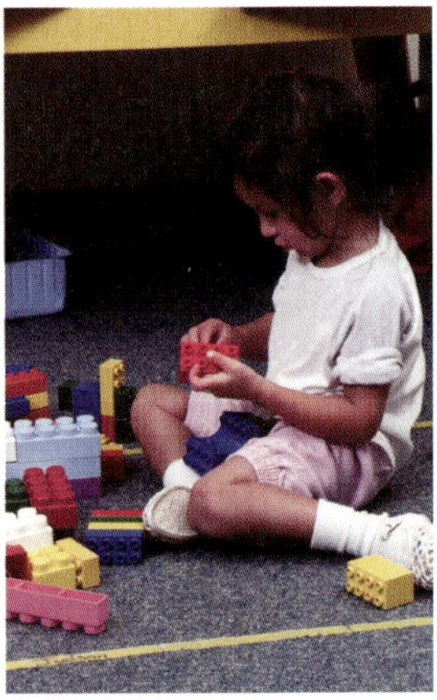

Viele Eltern möchten so schnell wie möglich die Medikamente absetzen, wenn die ketogene Diät wirkt. Seien Sie in diesem Punkt vorsichtig, und machen Sie nichts in Eigenregie. Es ist durchaus möglich, dass es Ihrem Kind mit der Diät so gut geht wegen der Kombination mit dem Medikament. Das Herabdosieren von Medikamenten muss der behandelnde Arzt entscheiden. Viel wichtiger ist die starke Anfallsreduktion oder Anfallsfreiheit. Riskieren Sie es nicht. In einigen Fällen haben Eltern das Medikament bei Anfallsfreiheit reduziert. Das Kind hatte dann wieder Anfälle und obwohl man das Medikament wieder aufdosiert hat, wurde es nicht wieder anfallsfrei. Denken Sie immer wieder daran, dass man die Mechanismen der Wirkung der ketogenen Diät nicht kennt.

Studienergebnisse. In Baltimore, MD, USA, wurde untersucht, ob es Kindern, bei denen relativ früh (während des ersten Monats auf der Diät) die Medikamente herabdosiert wurden, besser ging als Kindern, die die Medikamente länger nahmen. Die Wissenschaftler interessierten zum einen das Anfallsgeschehen und zum anderen eine Veränderung des Verhaltens (Verbesserung der Aufmerksamkeit). In beiden Gruppen zeigten die Kinder während der Medikamentenreduktion eine vorübergehende erhöhte Anfallsbereitschaft. Es ließ sich jedoch bei den Kindern, die sehr früh die Medikamente reduziert bekamen, kein Vorteil erkennen. So gab es keinen Unterschied in der Verbesserung der Aufmerksamkeit zwischen den Gruppen. Beide Gruppen zeigten die gleiche Aufmerksamkeitssteigerung.

Wie Sie die Ketose überprüfen

Die Ketose kann auf zwei verschiedene Arten bestimmt werden. Entweder im Urin oder im Blut.

Bestimmung der Ketonkörper im Urin

Für die Bestimmung der Ketose im Urin stehen Teststreifen zur Verfügung, wie z.B. Ketostix der Firma Bayer. Der Sticks ermöglicht die Ketonkörperkonzentration im Urin auf einer fünfstufigen Skala zu bestimmen. Nachdem der Teststreifen kurz in die Harnprobe eingetaucht wurde, kann nach 15 Sekunden das Ergebnis abgelesen werden.

- Falls keine Ketone im Urin nachweisbar sind, wird sich auf dem Teststreifen eine beige Farbe zeigen.
- Falls Ketone im Urin nachweisbar sind, wird sich der Streifen von Rosa (geringe Ketose: 5–15 mg/dl)
- über ein leichtes Violett (40 mg/dl) bis hin
- zu einem starken Lila (80–160 mg/dl) verfärben.

Der Teststreifen verfärbt sich mit der Zeit immer mehr. Es ist ganz wichtig, genau nach 15 Sekunden das Ergebnis abzulesen!

Bei älteren Kindern sammelt man den Urin in einem kleinen Gefäß, bei jüngeren Kindern, die noch auf Windeln angewiesen sind, nimmt man einige Wattepads und legt sie in die Windel, die Wattepads wringt man dann aus (auf einem Tellerchen) und taucht den Sticks kurz hinein. Natürlich kommt es vor, dass die Windel nass ist und die Wattepads trocken, insbesondere bei Jungen. Nach einigen Versuchen weiß man, wohin die Watte gelegt werden muss.

ACHTUNG

Die Sticks sind sehr feuchtigkeitsempfindlich

Bitte bewahren Sie die Sticks nicht im Badezimmer auf. Schützen Sie sie vor Hitze, Sonnenlicht und Feuchtigkeit. Wenn Sie eine neue Packung anbrechen, schreiben Sie bitte das Datum auf die neu angebrochene Flasche. Achten Sie auch auf das Verfallsdatum!

Die Bestimmung der Ketonkörper im Blut ist weitaus präziser als die Bestimmung im Urin. Misst man gleichzeitig die Ketose im Urin und Blut, so stellt sich nicht immer ein guter Zusammenhang heraus.

Bestimmung der Ketonkörper im Blut

Während des Aufenthaltes in der Klinik wird die Ketose nur im Blut – und zu Übungszwecken im Urin – bestimmt. Dies geschieht nach ähnlichem Prinzip wie die Bestimmung des Blutzuckers bei Diabetikern. Mit einer Lanzette gewinnt man einen Bluttropfen aus der Fingerkuppe. Man kann nun die Ketone und die Glukose bestimmen.

Die Blutbestimmung ist also genauer. Wenn Ihr Kind erst einmal in einer stabilen Ketose ist, wird sehr viel seltener gemessen. Wenn Nahrungsmittel umgestellt werden oder man den Verdacht hat, dass das Kind zu hoch in der Ketose ist, sollte in jedem Fall der Blutwert bestimmt werden.

Welche Werte werden im Urin und im Blut angestrebt?

Ketone im Urin. Insbesondere bei der Messung im Urin wird man größere Schwankungen sehen, die jedoch nicht beunruhigen sollten. Hat das Kind eine Zeit zuvor sehr viel Flüssigkeit zu sich genommen, sind die Ketone verdünnt, also in geringerer Konzentration auf dem Teststreifen zu sehen. Die Ketonkörperkonzentration im Urin sollte zwischen 80 und 160 mg/dl liegen.

Morgens sind die Werte fast immer niedriger als am Abend. Falls diese niedrigen Werte mit Anfällen einhergehen, kontaktieren Sie das Keto-Team. Es wird eine neue Verteilung der Mahlzeiten über den Tag besprochen, da abends spät ein zusätzlicher Snack gegeben wird (jedoch müssen alle Mahlzeiten neu berechnet werden, da nicht einfach 200 Kalorien zusätzlich gegeben werden können).

Niemand weiß genau, warum die ketogene Diät bei Anfällen wirkt. Das Kind muss in einem ketogenen Zustand sein. Keinesfalls jedoch hilft nur eine ganz hohe Ketose. Es gilt nicht: Viel hilft viel!

Ketone im Blut. Im Allgemeinen wird eine Blutkonzentration von ca. 4 mmol/l angestrebt. Eine Studie aus Baltimore zeigte, dass die Kinder, die eine Konzentration der Ketonkörper über 4 mmol/l hatten, eine bessere Wirkung auf das Anfallsgeschehen zeigten, als die Kinder, deren Ketonkörperkonzentration unter 4 mmol/l lag.

Während der Feinabstimmung wird das Keto-Team bestimmen, ob die Konzentration der Ketonkörper noch erhöht werden soll. Führen Sie hier nichts in Eigenregie durch. Kinder können auch schnell in eine zu hohe Ketose gelangen (siehe Seite 112).

INFO

Gerät zu Bestimmung der Blutwerte

Das Gerät zur Blutbestimmung ist von der Firma MediSense, Precision Xtra.

Unterschiedliche Teststreifen stehen für Blutglukose und -ketone zur Verfügung. Das Gerät und die Teststreifen können vom Arzt des Keto-Teams in der Regel rezeptiert werden. Das Gerät kostest zwischen 25 und 37 €. Acht Teststreifen zur Ketonkörperbestimmung im Blut kosten 25 €, die Urin-Teststreifen sind sehr viel preiswerter.

Glukose im Blut. Insbesondere während der Fastenperiode der ersten Tage (24 bis 48 Stunden) im Krankenhaus wird die Glukose regelmäßig überprüft. Aber auch zu Hause sollte man die Glukose gelegentlich überprüfen. Die Glukose sollte morgens vor Einnahme des Frühstücks und Medikamente (Nüchternblutzucker) nicht unter 45 mg/dl sein. Im weiteren Verlauf des Tages steigt der Blutzucker an. Falls die Glukose durchgängig sehr niedrig ist oder insbesondere morgens zu niedrig ist, muss der Speiseplan geändert werden. Kontaktieren Sie das Keto-Team. Eventuell bekommt das Kind zu wenige Kalorien oder Kohlenhydrate.

Typische Nebenwirkungen zu Beginn der Diät

Zu Beginn der Behandlung stehen der Flüssigkeitsmangel, eine mögliche Unterzuckerung oder Übersäuerung und der Gewichtsverlust im Vordergrund. Es kann auch zu einer vorübergehenden verstärkten Müdigkeit kommen. Bei einer Behandlung mit Phenobarbital sollte die Dosis um ein Drittel reduziert werden, da der Serumspiegel unter einer Ketose etwas ansteigt.

Flüssigkeitsmangel

Speziell zu Beginn der Behandlung kann es als Folge der Ketose zu verstärkter Müdigkeit, einem geringeren Durstgefühl und zu Erbrechen kommen. Dieses kann zu einem Flüssigkeitsverlust des Körpers führen. Besonders in dieser Phase müssen Sie darauf achten, dass Ihr Kind ausreichend trinkt. In der Regel bessert sich dieses innerhalb weniger Tage.

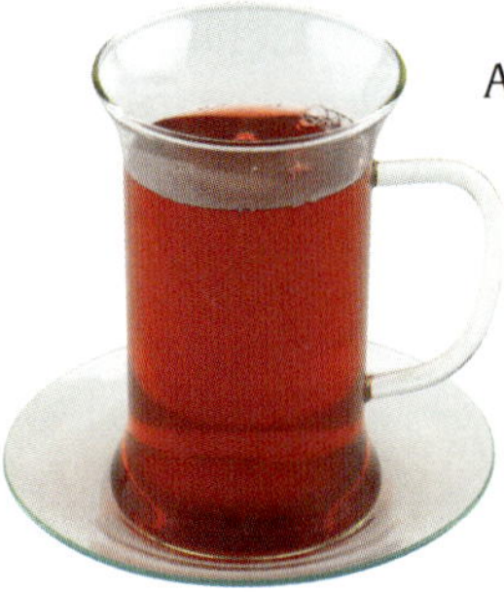

Auch im weiteren Verlauf ist bei Infekten, bei Fieber, Durchfall und Erbrechen auf eine ausreichende Flüssigkeitszufuhr zu achten, da sich sonst die Übersäuerung im Blut (metabolische Azidose) verstärken kann. Die Behandlung erfolgt durch eine frühzeitige zusätzliche Flüssigkeitsgabe. Gelingt es nicht, das Kind die Flüssigkeit trinken zu lassen, ist kurzfristig mit dem behandelnden Keto-Team bzw. der nächste Kinderklinik Kontakt aufzunehmen. Bei einem deutlichen Flüssigkeitsmangel muss die Flüssigkeitszufuhr dann über eine Infusion oder über eine Magensonde erfolgen.

Unterzuckerung (Hypoglykämie)

In der Anfangsphase der ketogenen Diät wird die normalerweise an Kohlenhydraten (z. B. Zucker) reiche Ernährung auf eine kohlenhydratarme, fettreiche Diät umgestellt. Speziell in dieser Einstellungsphase treten bei bis zu 50 % der Kinder niedrige Blutzuckerwerte unter 45 mg/dl auf. In der Regel finden sich keine klinischen Zeichen der Unterzuckerung. Fällt die Blutzuckerkonzentration weiter, können Symptome einer Unterzuckerung auftreten. Dieses sind Blässe, Zittrigkeit, Kaltschweißigkeit, Heißhunger, beschleunigter Herzschlag, Angst und Bewusstseinsstörung bis hin zur Bewusstlosigkeit. Bei klinischem Verdacht auf eine Unterzuckerung sollten der Blutzucker mit einem Sticks bestimmt und im Zweifelsfalle immer Orangensaft oder Traubenzucker gegeben werden.

Nach der zweiten Behandlungswoche kommt es bei stabiler Stoffwechsellage in aller Regel nicht mehr zum Auftreten klinisch sichtbarer Unterzuckerung. Zum einen fallen die Blutzuckerwerte dann nicht mehr so tief ab, zum anderen stehen dem Gehirn dann Ketonkörper in ausreichender Konzentration als alternativer Brennstoff zur Verfügung. Unterzuckerungen im Verlauf einer langfristig durchgeführten Diät treten z.B. gehäuft im Rahmen von fieberhaften Infekten oder bei nicht ausreichender Nahrungszufuhr z.B. bei Durchfall oder Erbrechen auf.

Gewichtsverlust

Die ketogene Diät ist zunächst ungewohnt, so dass Kinder hierauf mit Ablehnung reagieren können. Es kann in der Einstellungsphase durch die veränderte Nahrung zu Nebenwirkungen des Verdauungssystems mit Übelkeit, Erbrechen und Bauchschmerzen kommen. Diese können zu einer Gewichtsabnahme führen, die bei normalgewichtigen Kindern unter ketogener Diät vermieden werden sollte. Im weiteren Verlauf kann es unter der Diät zu chronischer Verstopfung kommen (die langfristigen möglichen Nebenwirkungen werden auf S. 114–117 beschrieben).

Das 1×1 der ketogenen Diät

Die Diät muss in der Klinik für jedes Kind und jeden Erwachsenen individuell berechnet werden. Auch wenn zwei Kinder die gleiche Größe und das gleiche Gewicht haben, kann sich deren tägliche Kalorienzufuhr stark unterscheiden. Jede Mahlzeit hat eine vorgeschriebene Kalorienanzahl, vorgeschriebene Zeiten und vorgeschriebene Verhältnisse zwischen Fett, Protein und Kohlenhydraten.

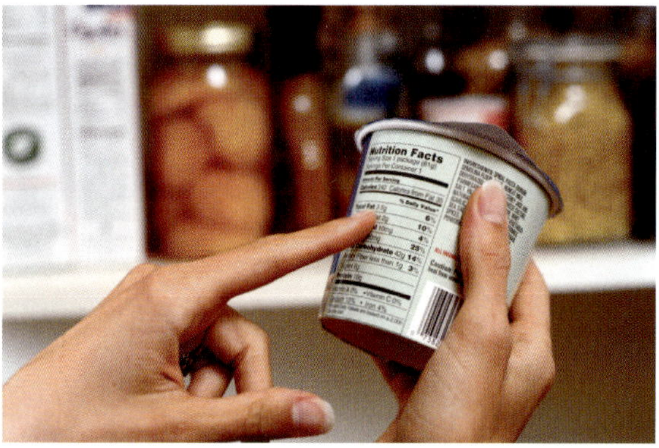

Bei allen Fertigprodukten, die Sie für die ketogene Diät einkaufen, müssen die Nährstoffmengen genau aufgeführt sein.

Das erfordert einige Rechenarbeit. Aber keine Angst, Sie werden damit nicht allein gelassen. Zu Beginn wird Ihre Diätassistentin alle Berechnungen für Sie oder gemeinsam mit Ihnen durchführen. Man kann alles von Hand berechnen, was wir Ihnen später auch genau erläutern. Wesentlich praktischer ist es jedoch, ein entsprechendes Computerprogramm zu verwenden, in das Sie im Krankenhaus eingearbeitet werden. Es besteht auch die Möglichkeit, dass Sie sich einfach alle speziell für Ihr Kind berechneten Rezepte von Ihrer Diätassistentin geben lassen, dann müssen Sie zu Hause nur noch abwiegen. Dazu brauchen Sie eine Digitalwaage.

Das Verhältnis von Fett zu Protein und Kohlenhydraten

Je nach Alter und Ernährungszustand wird der Arzt eine so genannte 3:1- oder 4:1-Diät empfehlen. Das bedeutet, dass auf 3 g Fett 1 g Protein + Kohlenhydrate kommt (insgesamt ca. 87 % Fett). Bei 4:1 bedeutet es also, auf 4 g Fett kommen 1 g

Protein und Kohlenhydrate (insgesamt ca. 90 % Fett). Die 1 bei Verhältnis 3:1 oder 4:1 beinhaltet beides, die Proteine und die Kohlenhydrate.

Die meisten Kinder sind auf einer 4:1-Diät. Kinder unter 2 Jahren und Übergewichtige, die zunächst an Gewicht abnehmen sollen, sind oft auf einer 3:1-Diät. Entscheidend ist also die Fettaufnahme.

Während wir in unserer normalen Ernährung immer wieder aufgefordert werden, nicht so viel Fett zu essen, steht das Fett bei der ketogenen Diät prozentual im Vordergrund.

In der Praxis sieht eine Mahlzeit im Vergleich zu den Empfehlungen der Deutschen Gesellschaft für Ernährung (DGE) folgendermaßen aus:

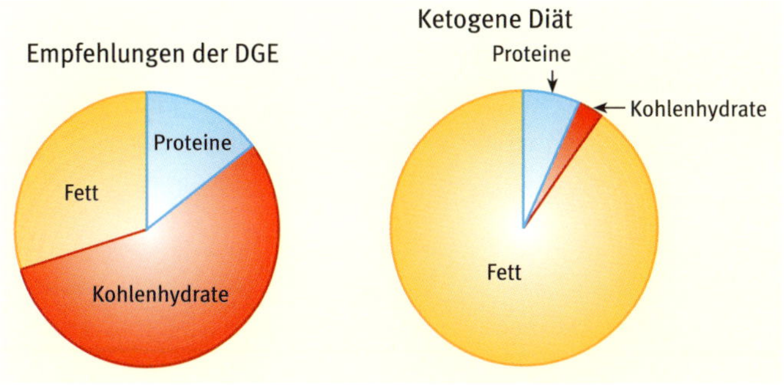

Nahrungszusammensetzung nach den Empfehlungen der Deutschen Gesellschaft für Ernährung (DGE, links) und unter ketogener Diät (rechts).

In unserer »normalen Ernährung« sollen wir nicht mehr als 30–35 % Fett zu uns nehmen. Der überwiegende Anteil der Energiezufuhr soll aus Kohlenhydraten bestehen. Dies steht im krassen Gegensatz zur ketogenen Diät. Die Nahrungszusammensetzung besteht hier zum größten Teil aus Fett, und Kohlenhydrate spielen eine ganz untergeordnete Rolle.

Was unterscheidet Fette, Proteine und Kohlenhydrate?

Die Nahrungsmittel, die wir zu uns nehmen, bestehen aus den so genannten Hauptnährstoffen (Makronährstoffe): Fett, Protein (auch Eiweiß genannt) und Kohlenhydrate. Diese Hauptnährstoffe haben unterschiedliche biologische Brennwerte, aus denen man den Energiegehalt berechnen kann. Stellt man sich auf der einen Seite 10 g Butter und auf der anderen Seite 10 g Brot vor, so ist gleich klar, dass 10 g Butter weitaus mehr Kalorien hat als 10 g Brot. Und das genau macht der unterschiedliche biologische Brennwert der Hauptnährstoffe:

- 1 g Fett hat 9 kcal,
- 1 g Protein hat 4 kcal,
- 1 g Kohlenhydrate hat 4 kcal.

Fett

Fette sind wichtige Energielieferanten. Sie kommen als freie oder versteckte Fette in der Nahrung vor. Freie Fette sind z. B. Butter, Margarine oder Öl. Versteckte Fette finden sich z. B. in fettem Fleisch, fetter Wurst oder fettem Fisch.

Beim Abbau in den Zellen entsteht doppelt so viel Energie wie beim Abbau der gleichen Menge an Kohlenhydraten. Fette dienen vorwiegend als Brennstoff und als wichtiger Energiespeicher, werden aber auch für fettlösliche Vitamine und als Geschmacksträger gebraucht. Die so genannten »mehrfach ungesättigten Fettsäuren« sind lebensnotwendig und können vom Körper nicht selbst hergestellt werden. Einige Hormone und die Zellmembran werden mit ihnen aufgebaut.

WISSEN

Warum entstehen Ketonkörper, wenn man viel Fett isst?

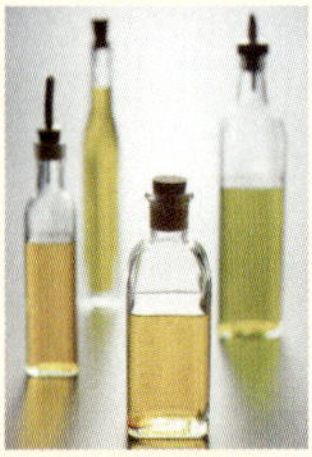

Bei der ketogenen Diät kommt es durch die massive Erhöhung der Fettzufuhr zu einer starken Erhöhung von freien Fettsäuren im Blut. Hierdurch wird der Abbau von Fettsäuren in der Fettsäurebetaoxidation angekurbelt und in großen Mengen Acetyl-CoA gebildet (siehe Stoffwechselschema auf S. 36). So viel Acetyl-CoA kann die Zelle nicht weiterverarbeiten, es staut sich vor dem Zitronensäurezyklus. Jetzt beginnen einzelne Moleküle von Acetyl-CoA, untereinander zu reagieren. Jeweils 2 Moleküle Acetyl-CoA gehen eine Verbindung ein. Hierdurch werden Ketonkörper gebildet. Sie heißen Ketonkörper, weil sie eine Keto-Gruppe (ein doppelt gebundenes Sauerstoff-Atom) tragen. Es werden drei Ketonkörper unterschieden:

- Aceton,
- Beta-Hydroxybuttersäure und
- Acetessigsäure.

Im Blut wird meist nur Beta-Hydroxybuttersäure bestimmt.

Protein (Eiweiß)

Proteine sind unentbehrlich für den Aufbau und die Zellerneuerung des Gewebes. Kinder brauchen während des Körperwachstums mehr Proteine als Erwachsene. Die mit der Nahrung aufgenommenen Proteine (z. B. aus Eiern, Sahne, Fleisch, Fisch) werden im Körper zu Aminosäuren gespalten. Diese Aminosäuren sind für eine Vielzahl von Aufgaben im Körper zuständig. Proteine dienen weniger als Energielieferant, sondern liefern dem Körper die Grundlage, Organe und Gewebe zu bilden und ständig zu erneuern.

In der Tabelle ist der Proteinbedarf für Kinder aufgelistet (Deutsche Gesellschaft für Ernährung von 1991; die Werte entsprechen den im amerikanischen Raum empfohlenen Werten).

Tabelle: Notwendige tägliche Proteinzufuhr pro kg Körpergewicht

Alter	tägliche Proteinzufuhr (g Protein pro kg Körpergewicht)
0–6 Monate	2,2
6–12 Monate	1,6
1–3 Jahre	1,2
4–6 Jahre	1,1
älter als 7 Jahre	1,0

Kohlenhydrate

Kohlenhydrate sind bei normaler Ernährung der wichtigste Energielieferant für den Körper. Sie sind vor allem in Getreide, Obst und Gemüse enthalten. Man unterscheidet hier die Einfachzucker (Monosaccharide) von den Mehrfachzuckern (Polysaccharide). Es können nur Einfachzucker von der Zelle aufgenommen werden. Die Mehrfachzucker werden hierfür durch spezifische Enzyme im Darm in Einfachzucker gespalten und in die Blutbahn abgegeben. Glukose (Traubenzucker) ist der wichtigste Einfachzucker des Kohlenhydratstoffwechsels. Der Glukosespiegel kann im Blut bestimmt werden. Unter normaler Ernährung ist das Gehirn auf Glukose als Energiequelle angewiesen. Im Falle einer ketogenen Diät wird die Energieversorgung des Gehirns von den Ketonkörpern übernommen, da sie fähig sind – mit Hilfe eines Transporteiweißes – die Blut-Hirn-Schranke zu überqueren und die Funktion der Glukose zu übernehmen.

WISSEN

Was ist die Atkins-Diät?

Millionen von Menschen haben in den vergangenen Jahrzehnten mit der Atkins-Diät an Gewicht abgenommen. Vieles der ketogenen Diät für die Behandlung von Anfällen ist der Atkins-Diät für die Behandlung von Übergewicht gleich. Der große Unterschied zwischen den beiden Diäten ist, dass die Atkins-Diät »einfacher« durchzuführen ist. Man muss nicht alles so genau berechnen, und man kann so viel Fett und Eiweiß essen, wie man möchte.

In Baltimore, MD, USA, ist der Effekt der Atkins-Diät bei Patienten mit Epilepsie untersucht worden. Von sechs Patienten mit schwer zu kontrollierender Epilepsie haben drei Patienten deutlich von der Atkins-Diät profitiert. Zwei Patienten waren anfallsfrei und ein Patient zeigte eine 90 %ige Reduktion der Anfälle. Die Atkins-Diät ist weitaus weniger restriktiv als die ketogene Diät. Einige Patienten brauchen eine sehr restriktive ketogene Diät (z. B. 4:1), andere Patienten können auch mit weniger Restriktion (z. B. 3:1 oder Atkins-Diät) profitieren.

Es ist jedoch strikt davon abzuraten, die Atkins-Diät zu Hause schon einmal auszuprobieren. Eine ausführliche Voruntersuchung in einem neuropädiatrischen Zentrum sollte vor der Umstellung des Stoffwechsels unbedingt geschehen (siehe S. 46).

Wie viele Kalorien braucht Ihr Kind?

Wie viele Kalorien ein Mensch verbraucht und deshalb täglich mit der Nahrung wieder aufnehmen muss, hängt von drei Faktoren ab (die detaillierten Zusammenhänge werden auf S. 166 für Fachpersonal beschrieben):

- dem Grundumsatz, dass ist der Energieverbrauch des Körpers im Ruhezustand,
- dem Energieverbrauch, um Essen zu verdauen,
- dem Energieverbrauch bei körperlicher Aktivität (Spiel, Sport, Bewegung).

Die Diätassistentin wird im Krankenhaus anhand Ihres Ernährungstagebuches ermitteln, wie viele Kalorien Ihr Kind bisher täglich zu sich genommen hat. Ihr Arzt wird daraus und aus seiner Untersuchung ableiten, welche Gesamtkalorienmenge Ihr Kind bei der ketogenen Diät täglich braucht und Ihnen auch das Verhältnis von Fett zu Protein und Kohlenhydraten nennen, das dabei eingehalten werden muss.

Obwohl Sie diese Werte also nicht selbst ermitteln müssen, möchten wir im Folgenden zum besseren Verständnis doch kurz erläutern, wie sie zustande kommen.

Wie wird der Kalorienverbrauch ermittelt?

Die Tabelle gibt einen Überblick über die Empfehlungen der Energiezufuhr bei gesunden Kindern. Diese Werte stammen aus der Arbeitsgruppe DACH (gemeinsame Empfehlungen der Fachverbände der Ernährungswissenschaftler aus Deutschland, Österreich und der Schweiz »Referenzwerte für die Nährstoffzufuhr«, 2000).

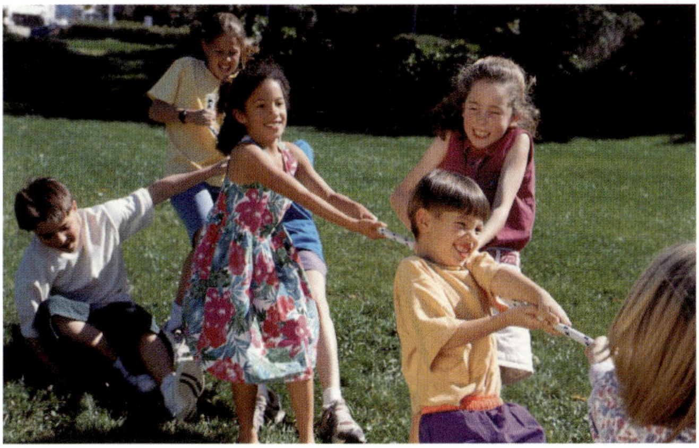

Der Kalorienverbrauch hängt von verschiedenen Faktoren ab – auch von der Bewegungslust Ihres Kindes.

Tabelle: Wie viele Kalorien brauchen gesunde Kinder pro Tag?

Alter	täglicher Energieverbrauch (kcal pro kg Körpergewicht)
0–4 Monate	93
4–12 Monate	91
1–4 Jahre	90
4–7 Jahre	80
7–10 Jahre	72
10–13 Jahre	60
13–15 Jahre	52

Die in der Tabelle dargestellten Werte sind Referenzwerte für gesunde Kinder, die toben und spielen. Ihr Kind erhält möglicherweise Medikamente, die müde machen, und bewegt sich nicht so ausgiebig wie gesunde Kinder. Schildern Sie daher Ihrem Arzt ganz genau, wie stark sich Ihr Kind normalerweise bewegt und was es dabei macht. Auf dieser Grundlage wird Ihr Arzt den Gesamtkalorienbedarf zunächst schätzen.

Um zu überprüfen, ob Ihr Kind nicht zu viele aber auch nicht zu wenige Kalorien bekommt und altersentsprechend wächst, sollten Sie es einmal pro Woche, immer zu gleicher Zeit nüchtern und nur mit Unterwäsche bekleidet, wiegen und das Ergebnis notieren. Bei Kindern bis zu 2 Jahren sollten Sie einmal pro Monat die Körpergröße messen und notieren, bei älteren Kindern reichen alle 3 Monate.

WISSEN

Was tun, wenn Ihr Kind zu- oder abnimmt?

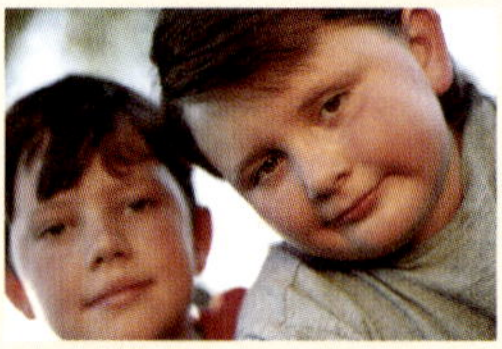

Falls Ihr Kind zu stark zunimmt, muss die Kalorienmenge vom Keto-Team reduziert werden; nimmt es ab, so wird die Kalorienmenge erhöht. Diese Korrektur darf jedoch nur schrittweise erfolgen, das heißt 25–50 kcal pro Tag mehr oder weniger Gesamtkalorienmenge. Wenn Ihr Kind zu stark zunimmt, besteht die Gefahr, dass die Anfallsbereitschaft steigt.

Berechnungen der Mahlzeiten »per Hand«

Obwohl sich Computerprogramme für die Berechnung der einzelnen Mahlzeiten etabliert haben, soll der Grundgedanke der Berechnungen im Folgenden beschrieben werden. Ein Verständnis für die Berechnungen ist wichtig, um eventuelle Fehler, die man bei dem Arbeiten mit dem Programm macht, erkennen zu können.

Wir werden nun einzeln die Rechenschritte anhand eines Beispiels durchgehen: Wir wollen für das vierjähriges Mädchen Lena mit einem Körpergewicht von 17 kg die ketogene Diät berechnen. Das Verhältnis Fett zu Protein und Kohlenhydraten soll 4:1 betragen. Lena ist körperlich sehr aktiv und bewegt sich viel.

Energiebedarf bestimmen

Nach der Tabelle auf S. 78 würde Lena 80 kcal pro kg Körperwicht bekommen. Sie liegt jedoch mit ihren vier Jahren ganz am Anfang der Altersgruppe der 4–7-jährigen Kinder. Ihre hohe körperliche Aktivität würde auch 85 kcal pro kg Körpergewicht rechtfertigen. Ob Lena mit dieser Kalorienzahl richtig eingestellt ist, wird nur die Gewichtsentwicklung zeigen.

Man würde für Lena also 85 kcal × 17 kg = 1445 kcal/Tag berechnen.

Die ketogene Einheit. Diese 1445 Kalorien pro Tag verteilen sich nun wie folgt in einer 4:1-Diät auf Fette, Protein + Kohlenhydrate. 4 g Fett zu 1 g Protein + Kohlenhydrate.

- 1 g Fett hat jedoch viel mehr Kalorien als 1 g Protein oder Kohlenhydrate.

- 1 g Fett hat 9 Kalorien, während 1 g Protein oder 1 g Kohlenhydrate nur 4 Kalorien hat.
- 4 zu 1 bedeutet also: 4×9 kcal zu 1×4 kcal = 36 kcal (aus Fetten) zu 4 kcal (aus Protein + Kohlenhydraten).
- Von 40 Kalorien müssen 36 Kalorien aus Fett stammen und 4 Kalorien aus Protein + Kohlenhydraten.
- Diese 40 Kalorien nennt man auch eine ketogene Einheit.

Kalorienmenge pro Mahlzeit. Lena soll 1445 Kalorien täglich zu sich nehmen. Die Eltern geben an, dass sie vor der Einstellung auf die ketogene Diät fünf Mahlzeiten pro Tag gegessen hat. Das bedeutet, dass die 1445 Kalorien auf fünf Mahlzeiten zu je 289 Kalorien (1445/5 = 289) verteilt werden. Frühstück, Morgensnack, Mittagessen, Nachmittagssnack und Abendessen. Alle Mahlzeiten haben die gleiche Kalorienanzahl. Man überlegt sich nun, wie viele ketogene Einheiten von 40 kcal in die Mahlzeit von 289 kcal passen: 7,2 Einheiten ergeben 288 Kalorien. Nun kann auch berechnet werden, wie viel g Fett und g Protein und Kohlenhydrate in der Mahlzeit sein müssen:

- $7{,}2 \times 4$ g Fett = 28,8 g
- $7{,}2 \times 1$ g Protein + Kohlenhydrate = 7,2 g

Jede einzelne der fünf Mahlzeiten wird 28,8 g Fett und 7,2 g Protein + Kohlenhydrate enthalten. Über fünf Mahlzeiten verteilt bedeutet das eine Gesamtfettaufnahme von 144 g Fett und 36 g Protein und Kohlenhydrate pro Tag.

Proteinbedarf berechnen

Bevor man aber nun die Mahlzeiten kalkuliert, kommt ein anderer wichtiger Punkt hinzu. Und das ist die Proteinzufuhr. Eine ausreichende Proteinzufuhr ist lebensnotwenig. Die Tabelle auf S. 75 zeigt, dass 4-jährige Kinder 1,1 g Protein pro kg Körpergewicht benötigen. Lena benötigt also bei einem Körpergewicht von 17 kg: $1{,}1 \times 17$ = 18,7 g Protein täglich. Diese 18,7 g Protein werden auf die fünf Mahlzeiten zu gleichen Teilen verteilt. In jeder Mahlzeit müssen durchschnittlich 3,74 g Protein enthalten sein.

Nun wissen wir, welche Anforderungen die zu berechnende Mahlzeit erfüllen muss: Jede Mahlzeit soll 289 Kalorien haben und der Proteingehalt von 3,74 g pro Mahlzeit steht schon fest. In jeder einzelnen Mahlzeit stehen 7,2 g Protein und Kohlenhydrate zur Verfügung. Von diesen 7,2 g kann man jetzt schon die 3,74 g Protein abziehen, so dass noch 3,46 g für Kohlenhydrate in dieser Mahlzeit übrig bleiben.

Auswahl der Nahrungsmittel

Und nun überlegt man sich, welche Lebensmittel für die Mahlzeit zusammengestellt werden sollen. Wir möchten z. B. einen Fleischsalat herstellen, der genau diese Kalorienanzahl enthält und auch die Proteinzufuhr abdeckt.

Der Fleischsalat soll folgende Inhaltsstoffe haben:

- Fleischwurst,
- Ei,
- Mayonnaise,
- Tomate.

Die hier benutzte Fleischwurst zeigt auf dem Etikett folgende Zusammensetzung:

- Pro 100 g Wurst sind 15 g Protein, 18 g Fett und 1 g Kohlenhydrate enthalten.

> **INFO**
>
> ### Angaben zur Zusammensetzung
>
> Bei der Verwendung von Fleischwurst (wie auch bei allen anderen Wurst- und Käsesorten) sollten Sie nur Produkte kaufen, bei denen der Hersteller die genaue Zusammensetzung auf dem Etikett vermerkt hat. Wechsel zwischen verschiedenen Herstellern sollte man vermeiden, da ansonsten die Mahlzeit wieder neu ausgerechnet werden muss. Auch wenn auf zwei Packungen »Fleischwurst« steht, kann die Zusammensetzung der Produkte doch sehr unterschiedlich sein.

Bei Eiern und Tomaten gibt es keine Herstellernachweise über die Zusammensetzung. Sie müssen die Zusammensetzung aus der Nährwerttabelle (S. 155–156) entnehmen:

- In 100 g Ei sind durchschnittlich 12,8 g Protein, 11,3 g Fett und 0,7 g Kohlenhydrate enthalten.

- In 100 g Tomaten sind 1,0 g Protein, 0,2 g Fett und 3,6 g Kohlenhydrate (inklusive Ballaststoffe) enthalten.

Die Mayonnaise sollte wieder nur mit vom Hersteller angegebener Nährstoffzusammensetzung gekauft werden. Es sollen keine Diät- oder Joghurtprodukte verwendet werden.

- 100 g der im Beispiel verwendeten Mayonnaise enthalten: 1,0 g Protein, 80 g Fett und 2,9 g Kohlenhydrate.

Tabelle: Die ausgewählten Produkte haben pro 100 g die folgenden Inhaltsstoffe

	Protein	Fett	Kohlenhydrate	Kalorien
Fleischwurst	15 g	18 g	1 g	226 kcal
Ei	12,8 g	11,3 g	0,7 g	156 kcal
Mayonnaise	1 g	80 g	2,9 g	736 kcal
Tomaten	1,0 g	0,2 g	3,6g	17 kcal

Berechnung der Mahlzeit

Der Fleischsalat soll 289 Kalorien mit 3,74 g Protein enthalten. Zunächst betrachtet man die Lebensmittel mit dem höchsten Proteingehalt, in diesem Beispiel die Fleischwurst und die Eier. Zu je gleichen Teilen werden die 3,74 g auf die beiden Lebensmittel verteilt. Um also 1,9 g (aufgerundet) Protein von der Fleischwurst zu bekommen rechnet man, wie viel g Fleischwurst man benötigt, um diesen Anteil zu bekommen. In 100 g Fleischwurst sind 15 g Protein enthalten. Man teilt also 100 durch 15 und multipliziert mit 1,9: 12,6 g Fleischwurst enthalten 1,9 g Protein.

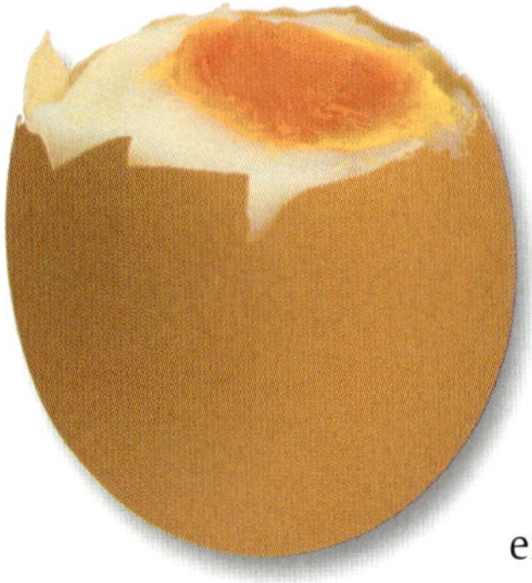

Die weiteren 1,9 g Protein sollen über Eier abgedeckt werden. Man rechnet wieder 100 geteilt durch 12,8 multipliziert mit 1,9: 14,8 g Ei enthalten 1,9 g Protein. Bei einer so geringen

Menge Ei vermischt man zunächst Eigelb und Eiweiß. Die exakte Menge wird in einem mikrowellenfesten Gefäß abgewogen und für einige Sekunden in der Mikrowelle gegart.

Raucht Ihnen schon der Kopf? Halten Sie noch ein bisschen durch.

Nun stehen schon zwei Inhaltsstoffe des Fleischsalats in ihrer Menge fest. Da beide Produkte aber auch Fette und Kohlenhydrate beinhalten, soll zunächst festgestellt werden, wie viele Kalorien und Kohlenhydrate bereits vergeben sind:

Tabelle: Wie viele Kalorien und Kohlenhydrate sind schon vergeben?

	Protein	Fett	Kohlenhydrate	Kalorien
12,6 g Fleischwurst	1,9 g	2,3 g	0,1 g	28,7 kcal
14,8 g Ei	1,9 g	1,5 g	0,1 g	21,5 kcal

Mit diesen beiden Produkten sind bereits 4 g Protein + Kohlenhydrate (3,8 g Protein + 0,2 g Kohlenhydrate) und 3,8 g Fett vergeben. Das Ziel für diese Mahlzeit sind 28,8 g Fett und 7,2 g Protein + Kohlenhydrate. Bislang sind 3,8 g Fett vergeben und 25 g fehlen noch.

Die Mayonnaise wird hinzugefügt. Sie enthält pro 100 g Mayonnaise 80 g Fett. Für 25 g Fett benötigt man also (100 geteilt durch 80 multipliziert mit 25) 31,25 g Mayonnaise.

Tabelle: Zwischenstand mit drei Bestandteilen

	Protein	Fett	Kohlenhydrate	Kalorien
12,6 g Fleischwurst	1,9 g	2,3 g	0,1 g	28,7 kcal
14,8 g Ei	1,9 g	1,5 g	0,1 g	21,5 kcal
31,3 g Mayonnaise	0,3 g	25 g	0,9 g	229,8 kcal
gesamt	4,1 g	28,8 g	1,1 g	280,6 kcal

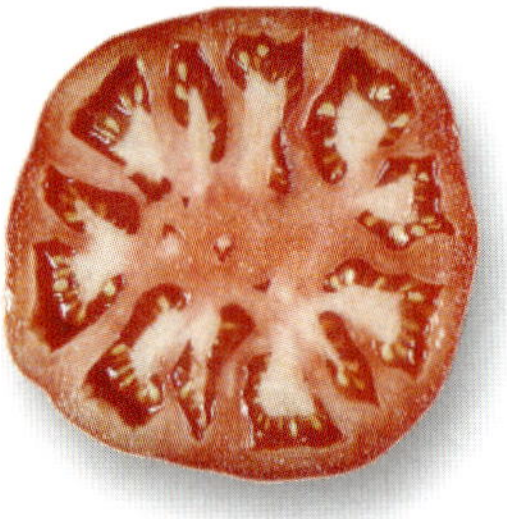

Der Fettanteil ist mit 28,8 g nun korrekt. Der Mahlzeit müssen noch Kohlenhydrate zugegeben werden. Bislang sind 5,2 g Protein und Kohlenhydrate (4,1 g Protein + 1,1 g Kohlenhydrate) vergeben. Für diese Mahlzeit stehen 7,2 g Protein + Kohlenhydrate zur Verfügung. Das heißt 2 g Kohlenhydrate + Protein müssen noch zugefügt werden.

Haben Sie bis hierher durchgehalten? Bravo! Zukünftig können Sie den Computer rechnen lassen. Aber nun haben Sie das zugrunde liegende Prinzip verstanden.

Hier gilt es zu beachten, dass Tomaten, die nun noch zugefügt werden, nicht nur aus Kohlenhydraten bestehen, sondern auch aus Mengen an Fett und Protein. Für die restlichen 2 g Protein + Kohlenhydrate für diese Mahlzeit werden die Nährstoffe Protein und Kohlenhydrate der Tomate addiert (1,0 [Protein] + 3,6 [Kohlenhydrate] = 4,6 g). Nun wird ausgerechnet, wie viel g Tomate die restlichen 2 g Protein und Kohlenhydrate enthalten. Man teilt 100 durch 4,6 und multipliziert mit 2: 43,5 g Tomate enthalten die restlichen 2 g Protein und Kohlenhydrate.

Tabelle: Alle Zutaten für den Fleischsalat

	Protein	Fett	Kohlenhydrate	Kalorien
12,6 g Fleischwurst	1,9 g	2,3 g	0,1 g	28,7 kcal
14,8 g Ei	1,9 g	1,5 g	0,1 g	21,5 kcal
31,3 g Mayonnaise	0,3 g	25 g	0,9 g	230,4 kcal
43,5 g Tomate	0,4 g	0,1 g	1,6 g	8,9 kcal
insgesamt	4,5 g	28,9 g	2,7 g	289,5 kcal

Der Fleischsalat für Lena enthält 289 Kalorien und hat ein Verhältnis von 4:1.

Berechnung per Computer

In den meisten deutschen Keto-Teams wird eine Übersetzung des Programms der Stanford Universität (Palo Alto, CA, USA) benutzt. Für dieses Programm benötigt man einen Computer, der mit Microsoft Excel ausgestattet ist. Das englischsprachige Programm findet man unter: http://www.stanford.edu/group/ketodiet. Man kann das englischsprachige Programm dort herunterladen.

Es gibt mittlerweile mehrere deutsche Versionen dieses Programms. Achten Sie darauf, dass Sie eine Version benutzen, in der die Ballaststoffe mit eingerechnet sind. Falls die Ballaststoffe nicht eingerechnet sind, kommt es zu einer deutlichen Unterschätzung des Verhältnisses von Fett zu Protein plus Kohlenhydrate.

Jedes Keto-Team stellt ein Programm zur Verfügung. Sie werden während des stationären Aufenthaltes in das Programm eingearbeitet. Es ist sehr einfach zu handhaben.

Bestimmung der genauen Nährstoffmenge

Prinzipiell fragt das Programm die gleichen Schritte ab, die »per Hand« im vorhergehenden Abschnitt behandelt wurden (die Nummerierung bezieht sich auf die Abbildung S. 86):

1. Der Name des Kindes.
2. Die tägliche Gesamtkalorienmenge. Diese wurde mit dem behandelnden Arzt besprochen. Die Zahl in das Programm eintragen.
3. Die tägliche Gesamtproteinaufnahme. Sie ist für die verschiedenen Altersgruppen unterschiedlich und kann aus der Tabelle auf S. 75 entnommen werden. Multiplizieren

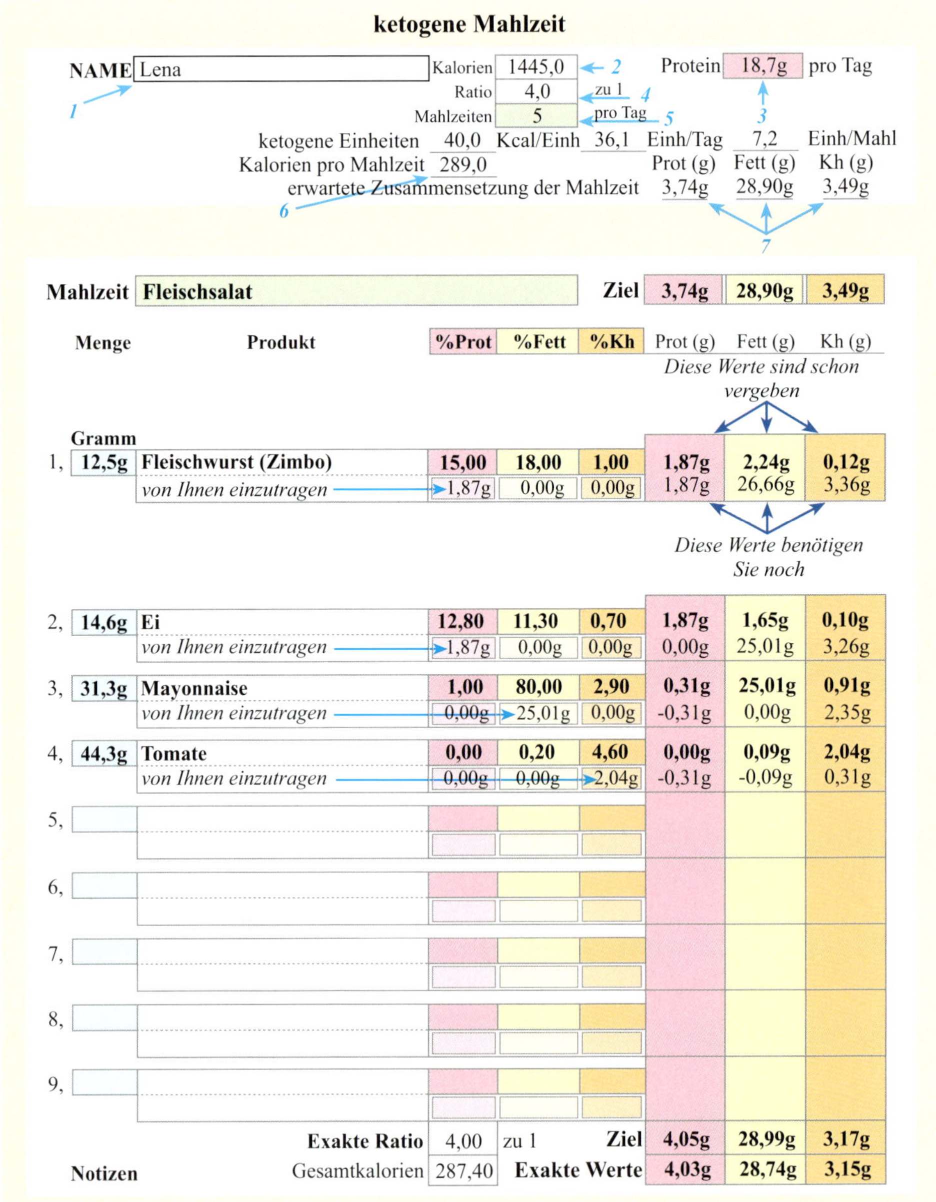

ketogene Mahlzeit

NAME Lena	Kalorien	1445,0	← 2	Protein 18,7g	pro Tag
1	Ratio	4,0	zu 1 4	3	
	Mahlzeiten	5	pro Tag 5		
ketogene Einheiten	40,0	Kcal/Einh	36,1 Einh/Tag	7,2	Einh/Mahl
Kalorien pro Mahlzeit	289,0		Prot (g)	Fett (g)	Kh (g)
erwartete Zusammensetzung der Mahlzeit 6			3,74g	28,90g	3,49g
			7		

Mahlzeit Fleischsalat — **Ziel** 3,74g | 28,90g | 3,49g

	Menge (Gramm)	Produkt	%Prot	%Fett	%Kh	Prot (g)	Fett (g)	Kh (g)
						Diese Werte sind schon vergeben		
1,	12,5g	**Fleischwurst (Zimbo)**	15,00	18,00	1,00	1,87g	2,24g	0,12g
		von Ihnen einzutragen →	1,87g	0,00g	0,00g	1,87g	26,66g	3,36g
						Diese Werte benötigen Sie noch		
2,	14,6g	**Ei**	12,80	11,30	0,70	1,87g	1,65g	0,10g
		von Ihnen einzutragen →	1,87g	0,00g	0,00g	0,00g	25,01g	3,26g
3,	31,3g	**Mayonnaise**	1,00	80,00	2,90	0,31g	25,01g	0,91g
		von Ihnen einzutragen →	0,00g	25,01g	0,00g	-0,31g	0,00g	2,35g
4,	44,3g	**Tomate**	0,00	0,20	4,60	0,00g	0,09g	2,04g
		von Ihnen einzutragen →	0,00g	0,00g	2,04g	-0,31g	-0,09g	0,31g
5,								
6,								
7,								
8,								
9,								
		Exakte Ratio	4,00	zu 1	**Ziel**	4,05g	28,99g	3,17g
Notizen		Gesamtkalorien	287,40		**Exakte Werte**	4,03g	28,74g	3,15g

In der Abbildung sehen Sie, an welchen Stellen Sie diese fünf Informationen eintragen müssen. Folgen Sie den Nummern und den Pfeilen.

Sie den für Ihr Kind richtigen Wert mit dem Gewicht Ihres Kindes. Dies ist der Wert für die tägliche Gesamtproteinaufnahme. Diesen Wert in das Programm eintragen.
4. Das Verhältnis Fett zu Protein + Kohlenhydrate. Dies wurde mit dem behandelnden Arzt besprochen. Das Verhältnis muss nicht unbedingt glatt 3:1 oder 4:1 sein. Krumme Zahlen sind auch möglich, z. B. 3,2:1. Das Ziel ist, so wenig Fett wie möglich, aber so viel wie nötig zu geben.
5. Wie viele Mahlzeiten pro Tag? Der Wert richtet sich nach den Gewohnheiten Ihres Kindes. Falls Ihr Kind vor der ketogenen Diät fünf Mahlzeiten täglich zu sich genommen hat, sollte dies auch bei der ketogenen Diät so bleiben. Die Anzahl der Mahlzeiten eintragen.

Nun berechnet das Programm, wie viele ketogene Einheiten pro Tag und pro Mahlzeit benötigt werden (was Sie aber im weiteren Verlauf des Kalkulierens nicht weiter interessieren wird).

Ganz wichtig ist nun aber die Zeile: Kalorien pro Mahlzeit (in der Abbildung mit der Nummer 6 und einem Pfeil versehen): Hier wurde vom Programm ausgerechnet, wie viele Kalorien jede einzelne (hier im Beispiel der täglichen fünf Mahlzeiten) Mahlzeit haben muss. Die Zeile: erwartete Zusammensetzung der Mahlzeit (wieder vom Programm berechnet) zeigt an, wie viel Protein, Fett und Kohlenhydrate in der einzelnen Mahlzeit vorhanden sein muss (die drei Pfeile mit der Nummer 7 zeigen auf die Werte). Das sind nun Ihre Richtwerte. Sie wissen wie viele Kalorien die Mahlzeit haben muss und Sie wissen wie viel Protein, Fett und Kohlenhydrate enthalten sein müssen.

Berechnung der Mahlzeit

Nun überlegen Sie sich, welche Mahlzeit Sie gerne zusammenstellen würden. In diesem Beispiel bleiben wir bei dem Fleischsalat. In einigen Programmen können Sie aus einer

Liste die verschiedenen Zutaten auswählen (und die Makronährstoffe erscheinen direkt) in anderen Programmen müssen Sie die Zutaten (inklusive Makronährstoffe) selbst eingeben.

Hier im Beispiel werden wieder

- Fleischwurst
- Ei
- Mayonnaise
- Tomate

in das Programm eingetragen.

Proteingehalt der Fleischwurst. Der Sollwert für das Protein liegt bei 3,74 g für diese Mahlzeit. Sie schauen sich also wieder zunächst die Produkte mit dem höchsten Proteingehalt an. Zuerst die Fleischwurst.

Im Programm steht:

	% Prot	% Fett	% Kh
Fleischwurst (Zimbo)	15	18	1

Erst wenn Sie in die Reihe unter den Angaben pro 100 g eine Zahl eintragen, wird die Menge des Produkts berechnet. Wenn der Sollwert des Proteins bei 3,74 g liegt, kann man also erst einmal die Hälfte des benötigten Proteins (1,87) in das Kästchen unter die 15 beim Protein eintragen. Sobald Sie eine Zahl eingetragen haben, erscheint die Menge für das jeweilige Produkt (hier 12,5 g).

Man muss nicht unbedingt genau die Hälfte des Proteins eintragen. Dies gilt nur als Richtwert. Es ist für die Zubereitung zweckmäßiger, »etwas größere« Mengen zu verarbeiten. Wenn man nur 4 g Ei verarbeiten soll, macht das Schwierigkeiten beim Abmessen.

Sie sehen jetzt auf der rechten Seite unter dem Kasten mit den Zielwerten, dass bereits 1,87 g Protein, 2,24 g Fett und 0,12 g Kohlenhydrate vergeben sind. Dies wurde vom Programm berechnet. Die Zahlen, die darunter stehen, zeigen an, wie viel Protein, Fett und Kohlenhydrate für die Mahlzeit noch benötigt werden (hier im Beispiel: 1,87 g Protein, 26,66 g Fett und 3,36 g Kohlenhydrate).

Proteingehalt des Eis. Hier im Beispiel ist die zweite Proteinquelle das Ei. Tragen Sie unter dem Kästchen 12,8 die verbleibenden 1,87 g Protein ein. 14,6 g Ei werden vom Programm berechnet. Nun ist der Proteingehalt der Mahlzeit gedeckt (das erkennen Sie an der 0,00 in der Zeile Ei bei dem noch zu vergebenen Protein). Da die weiteren ausgewählten Produkte auch noch Protein in geringen Mengen enthalten, ist damit zu rechnen, dass der Proteingehalt dieser Mahlzeit höher wird, als der berechnete Sollwert. Das ist aber nicht schlimm. Erst, wenn man relativ wenige Kohlenhydrate in einer Mahlzeit hat (z. B. der Gesamtwert für die Mahlzeit unter 1 g), ist es schwierig, die Mahlzeit noch geschmacklich ansprechend zuzubereiten. Es darf in einer Mahlzeit aber niemals weniger Protein sein als vom Programm berechnet wurde.

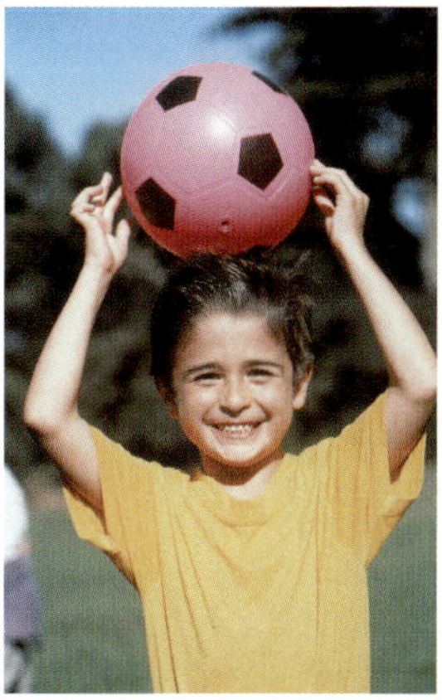

Wie viel Fett fehlt noch? Nun schauen Sie in der Spalte rechts, wie viel Fett die Mahlzeit noch benötigt. Es fehlen noch 25,01 g Fett. Tragen Sie die 25,01 g in das Kästchen unter die 80 % Fett der Mayonnaise ein. Das Programm berechnet nun, wie viel Mayonnaise in den Salat gehört. Es sind 31,3 g Mayonnaise. Auch steuert die Mayonnaise wieder Protein und Kohlenhydrate hinzu.

Wie viele Kohlenhydrate dürfen dazu? Zum Schluss sind noch die Tomaten übrig. Diese Spalte ist etwas komplizierter. Zwar steht auf der rechten Seite unter den Kohlenhydraten, dass noch 2,35 g Kohlenhydrate zu vergeben sind, allerdings wurde das Protein bereits um 0,31 g überzogen (dies erkennt man an dem Minuszeichen vor den Werten). Da Protein und Kohlenhydrate als eine Einheit gelten, müssen die 0,31 g Protein von den 2,35 g Kohlenhydraten abgezogen werden. Für den Rest dieser Mahlzeit stehen also noch 2,04 g Protein und Kohlenhydrate zur Verfügung.

Im Vergleich zu den Berechnungen, die im letzten Kapitel »per Hand« gemacht wurden, sind die Mengenangaben der Produkte unterschiedlich. Dies geschieht in Folge von Auf- und Abrunden der Zahlen, wenn man »per Hand« rechnet.

Sie können nun den Protein- und Kohlenhydratgehalt addieren und in die Spalte Kohlenhydrate schreiben. Setzen Sie das Protein auf Null und den Kohlenhydratanteil der Tomate auf 4,6 g (3,6 g Kohlenhydrate plus 1,0 g Protein). Nun können Sie die verbleibenden 2,04 g eintragen. 44,3 g Tomate können noch hinzugefügt werden.

Sie sehen unten im Programm, dass diese Mahlzeit in einem Verhältnis von 4:1 steht. Sie enthält 1,6 kcal weniger als angenommen wurde. Dies ist vollkommen in Ordnung.

Einfachere Computerprogramme

Wie schon weiter oben erwähnt, gibt es auch einfachere Programme. In den einfacheren Programmen wählen Sie einerseits die Lebensmittel aus einer Liste aus und andererseits bestimmen Sie die Menge der Lebensmittel über Pfeiltasten (Pfeil nach oben = mehr, Pfeil nach unten = weniger). Natürlich funktionieren alle Programme mit Hilfe derselben Berechnungen.

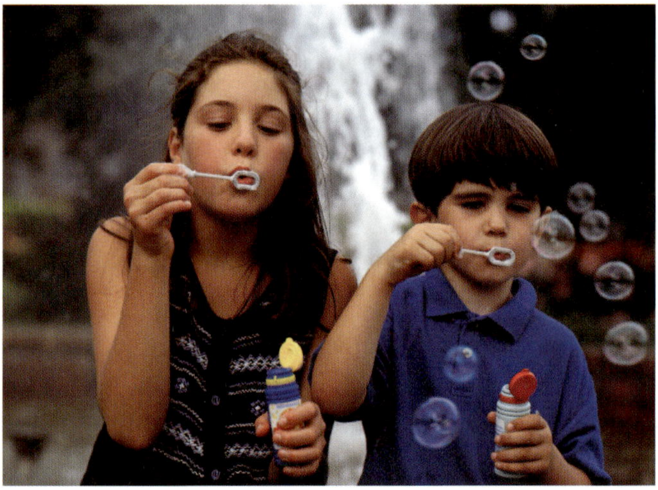

Praktische Durchführung der ketogenen Diät

Es gibt verschiedene notwendige Anschaffungen, die Sie vor Beginn der Diät zu Hause tätigen müssen. Mit der Zeit wird sich zeigen, ob Sie sich noch weiteres Zubehör kaufen wollen.

Notwendige Anschaffungen vor Diätbeginn

Digitalwaage

Zunächst benötigen Sie eine Digitalwaage, die auf 0,1 g genau misst. Dies wäre z. B. die Soehnle Feinwaage »ultra«. Mit einer Taste können Ein und Aus und auch Tara gestellt werden. Tara bedeutet, dass man nach jeder einzelnen Zutat die Waage wieder auf Null stellen kann, um die nächste Zutat abzuwiegen. Man kann zu dieser Waage ein Netzteil bestellen, oder mit 9V-Blockbatterien arbeiten. Falls Sie mit Batterien arbeiten, achten Sie darauf, immer Ersatzbatterien im Haus zu haben. Kaufen Sie keine Waage, die nur in 1 g- oder sogar 2 g-Schritten misst, die Mahlzeit würde zu ungenau zubereitet. Testen Sie die Genauigkeit der Waage in regelmäßigen Abständen. Zum Beispiel so: Philadelphia Doppelrahmstufe gibt es in kleinen Packungen (6 Packungen mit 16,66 g) zu kaufen. Benötigen Sie in einer Mahlzeit mehr als 16,7 g (aufgerundet), füllen Sie zunächst ein kleines Paket um und schauen Sie sich die Genauigkeit der Waage an.

Künstliche Süßstoffe

Süßstoff ist nicht gleich Süßstoff. Achten Sie beim Kauf des Süßstoffes darauf, dass er wirklich kohlenhydratfrei ist. Kau-

Gehen Sie immer in die gleiche Apotheke. Während der ketogenen Diät werden Sie sehr viele Fragen an Ihren Apotheker bezüglich der Inhaltsstoffe verschiedener neuer Medikamente haben. Fragen Sie auch im Keto-Team nach, in welchen Apotheken schon andere Eltern die Medikamente der Kinder beziehen, die schon auf ketogener Diät sind.

fen Sie keinen Süßstoff, der auf dem Etikett in der Zeile »Kohlenhydrate« keine 0 g hat. So hat z. B. Natreen in der Zeile Kohlenhydrate »< 1 g« stehen. In der Apotheke kann man reines Saccharin bestellen.

In einigen Keto-Teams mag argumentiert werden, dass diese Menge an Kohlenhydraten sehr gering ist. Man sollte jedoch beachten, dass man mit der Wahl des richtigen Süßstoffes eine unnötige Fehlerquelle vermeiden kann.

»Tuppertöpfe« bzw. viele kleine Plastiktöpfe mit Deckel

Sie hatten sicherlich noch nie so viele Plastikschälchen in Ihrem Kühlschrank und Gefrierschrank, wie Sie es nun während der ketogenen Diät haben werden. Dies liegt daran, dass eine Mahlzeit einerseits gleich mehrfach hergestellt und dann bei Bedarf serviert werden kann, andererseits kann man auch einzelne Nahrungsmittel portionieren. Schauen Sie gleich nach bunten Plastiktöpfchen, die Ihr Kind mögen wird. Achten Sie auch darauf, dass die Töpfchen innen keine Rillen haben, in denen das Fett hängen bleiben kann. Etwas teurer sind mikrowellengeeignete Töpfchen, die jedoch bei warmen Mahlzeiten viel Umfüllen ersparen. Spülen Sie auch Joghurt- oder Quarkbecher aus, die einen fest sitzenden Deckel haben. Unterwegs ist man froh, wenn man die gebrauchten Töpfe wegwerfen kann und nicht noch irgendwo verstauen muss, da natürlich alles sehr fettig ist.

Mögliche Anschaffungen nach Diätbeginn

Geschmacksverstärker

Künstliche Geschmacksverstärker (Standard-Aromen) können verwendet werden. Von den Standardaromen (auch Backaromen genannt) eignen sich Bittermandel, Butter-Vanille und Zitrone. Kaufen Sie nur die Aromen, die in kleinen

Glasfläschchen abgefüllt sind. Andere Aromen z.B. Finesse von Dr. Oetker enthalten zu viele Kohlenhydrate.

Pfanne mit Anti-Haft-Beschichtung

Für warme Mahlzeiten macht es Sinn, eine kleine Pfanne mit Anti-Haft-Beschichtung zu haben. So besteht eine geringere Gefahr, dass einzelne Nahrungsmittel beim Anbraten »anbacken« und somit in der Pfanne hängen bleiben. Denn auch dies würde wiederum die Zusammensetzung der Mahlzeit verändern.

Ein kleiner Gummispatel

Man muss vermeiden, die abgewogenen Nahrungsmittel von einem Schälchen auf einen Teller umzufüllen, da es jedes Mal zu einem Verlust von Öl oder anderen Fetten kommen kann. Falls man eine Mahlzeit in einer Pfanne anbrät, kann man mit Hilfe des Spatels die Mahlzeit auf einen Teller umfüllen (die Pfanne erst etwas abkühlen lassen!). Hier ist sinnvoll, einen hochwertigen Gummispatel mit starker Flexibilität zu kaufen, z.B. der Firma Silit.

Milchaufschäumer

Ein kleiner batteriebetriebener Milchaufschäumer eignet sich einerseits zum Aufschäumen der Milchshakes, andererseits kann man auch kleinste Portionen Sahne steif schlagen.

Gefäße für Eiscreme

Falls Eiscreme selbst hergestellt wird, kann man die Creme entweder in kleine Töpfchen füllen oder man kauft Plastikbehälter mit Stiel.

Was macht die ketogene Diät teuer?

Nehmen Sie sich zwei Stunden Zeit und gehen zu dem Supermarkt, in dem Sie immer einkaufen. Schauen Sie sich alle für die Diät geeigneten Produkte an. Das heißt schauen Sie, ob der Hersteller der abgepackten Wurst die Inhaltsstoffe vermerkt hat. Schauen Sie sich Sahne und Käse an. Gehen Sie nicht plötzlich in ein anderes Geschäft. Sind Sie vorher zu Aldi einkaufen gegangen, so schauen Sie sich dort die Produkte an. Haben Sie vorher in einem Reformhaus eingekauft, so schauen Sie sich die Produkte dort an. Die ketogene Diät sollte so wenig Arbeit wie möglich machen, fahren Sie nicht noch mit dem Auto zu vielen verschiedenen Geschäften.

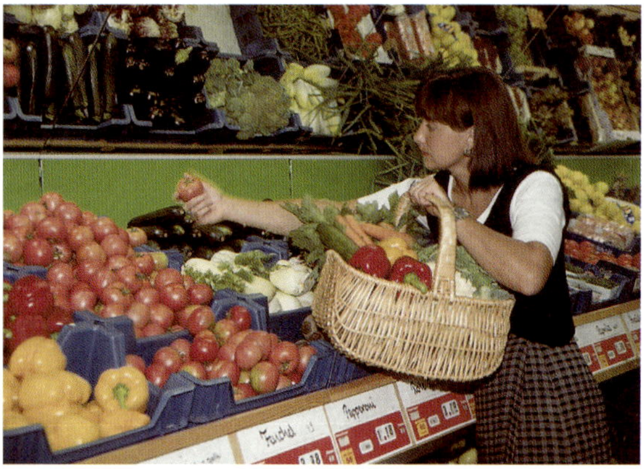

Es sind die kleinen Portionen, die die Diät recht teuer machen. Von allen Nahrungsmitteln (bis auf die Fette) benötigt man nur kleine Portionen. Die angeschnittene Birne wird schnell braun, angeschnittene Tomaten oder Wurstscheiben mag man im Kühlschrank auch nicht lange aufbewahren. Andererseits sucht man viel nach Lebensmitteln, deren Inhaltsstoffe gekennzeichnet sind.

Einige Eltern kaufen viel im Reformhaus, andere kaufen viele Bioland Produkte, da die Vorstellung besteht, diese Produkte seien in der Diät besser für das Kind. Ob Bioland-Produkte besser sind als konventionell geerntete Obst- und Gemüsewaren, soll hier nicht diskutiert werden. Fakt ist, dass alle Kinder, die ketogen ernährt werden, Vitamine und Spurenelemente zusätzlich erhalten müssen, um die Grundversorgung abzudecken. Auch wenn Sie versuchen, noch so viel Gemüse in der Diät zu verwenden, wird es für die Grundversorgung des Körpers mit Vitaminen nicht ausreichen. Verschiedene Lebensmittel, die gut in die Diät passen, wie z. B. Nussmus aus dem Reformhaus, sind jedoch auch sehr teuer.

Da bei gutem Ansprechen nach einiger Zeit die Medikamente reduziert werden, ist die ketogene Diät für die Krankenkassen allerdings günstiger. In einer Studie in Baltimore wurde festgestellt, dass sich die Kosten – bei gutem Ansprechen der Diät – für Medikamente um 70 % verringern.

Vorbereitung der Mahlzeiten

Kalkuliert man Mahlzeiten für eine ketogene Diät, so sind die Portionen oft sehr klein. Hier gilt es mit Geschick die Mahlzeiten etwas größer wirken zu lassen (z. B. grünen Salat unterheben oder Sahne schlagen statt in flüssiger Form oder geringe Mengen von Nestargel zum Andicken verwenden). Die Mahlzeiten sollten ansprechend angerichtet werden. Schnelles Essen führt dazu, dass die Sättigung bei Beendigung der Mahlzeit noch nicht eingetreten ist. Ihr Kind hat zwar die gleiche Kalorienmenge z. B. beim Mittagessen wie vor der Diät, ist jedoch nach sechs Bissen fertig. Das kann zu Unzufriedenheit führen. Es sollte darauf geachtet werden, dass langsam gegessen wird. Älteren Kindern macht es oft Spaß, mit Stäbchen oder Zahnstochern zu essen. Eine wirksame Alternative sind auch die »flüssigen Mahlzeiten« wie Suppen oder Milchshakes.

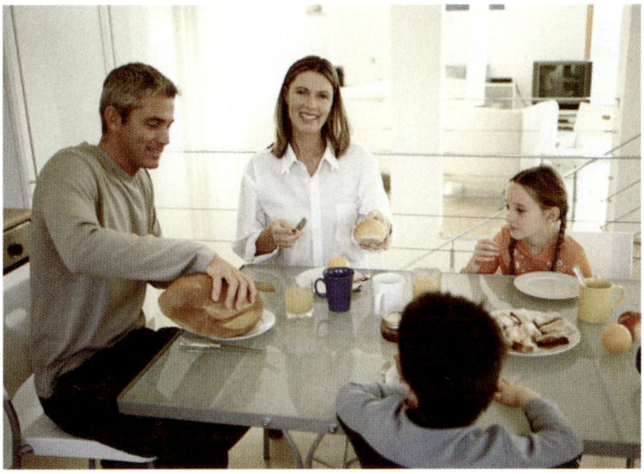

Versuchen Sie nicht, für die ganze Familie »ketogen zu kochen«!

Auch wenn man an vielen Stellen nachlesen kann, dass man die Familienmahlzeit einfach ketogen abwandeln kann, sollte man doch realistischerweise sagen, dass das viel mehr Arbeit macht, als dem Kind eigene Mahlzeiten herzustellen. Zu Beginn der ketogenen Diät wird man ca. 10–15 Rezepte vom Keto-Team bekommen. An diese Rezepte sollte man sich peinlich genau halten und nicht schon am Anfang eigene Krea-

Machen Sie sich nicht mehr Arbeit als nötig. Es ist wichtiger, dass Ihr Kind stabil in der Ketose bleibt, als dass Sie täglich neue Rezepte ausprobieren.

tionen herstellen. Die Diätassistentin wird sich über die Vorlieben des Kindes erkundigen und zusammen mit Ihnen die Nahrungszusammenstellung besprechen. Gerade zu Beginn der Diät möchte man dem Kind viel Abwechslung bieten. Das macht die Diät für Fehler anfällig.

Den meisten Kindern macht es nichts, oft das gleiche zu essen

Erst nach einigen Wochen bis Monaten, wenn Routine eingekehrt ist und eine stabile Ketose erreicht ist, sollte man eigene Mahlzeiten berechnen. Fragt man Kinder, wie häufig sie gerne pro Woche Nudeln mit Tomatensauce oder Pommes mit Ketchup essen würden, so kennt man die Antworten der meisten Kinder schon im Vorfeld, viele Wiederholungen in der Diät sind kein Problem. Es macht den Kindern (und auch vielen Erwachsenen) nichts aus, oftmals pro Woche dasselbe zu essen.

Sie können mehrere Mahlzeiten auf einmal vorbereiten

So kochen alle uns bekannten Mütter bzw. Väter die ketogenen Mahlzeiten unabhängig von den Familienmahlzeiten (sie nehmen die Mahlzeiten aber gemeinsam ein!). Da man für die ketogenen Mahlzeiten immer nur geringe Mengen der verschiedenen Lebensmittel benötigt, ist es sogar sinnvoller, die Familienmahlzeiten etwas nach den ketogenen Mahlzeiten zu planen.

ERNÄHRUNGSBEISPIEL

Omelette zum Frühstück

Man kann die benötigte Menge an Ei und Sahne in einer mikrowellenfesten Form abwiegen und im Kühlschrank über Nacht aufbewahren. Früchte (und Süßstoff) bzw. Gemüse (und Salz und Pfeffer) werden am nächsten Morgen mit der Masse verrührt und in der Mikrowelle gebacken oder in einer kleinen beschichteten Pfanne auf dem Herd zubereitet.

Mag das Kind gerne Erdbeeren, so kauft man ein Schälchen, wiegt die Erdbeeren für zwei Tage ab und bietet den Rest der Erdbeeren den übrigen Familienmitgliedern an.

Allgemein gilt: Die meisten Mahlzeiten lassen sich gut vorbereiten und auch gut im Kühlschrank für ein bis zwei Tage aufbewahren. Man kann die Mahlzeiten in Ruhe abends abwiegen und für den nächsten Tag vorbereiten.

Suppen. Kochen Sie eine größere Menge einer Suppe, portionieren sie und frieren sie ein. An hektischen Tagen können Sie sie schnell auftauen und haben eine komplette Mahlzeit.

Portionieren. Bei Mahlzeiten mit Fisch- oder Fleischanteil sollte man die Portionen einzeln einfrieren. Hat man ein Rezept mit 20,7 g Putenbrust, so bietet es sich an, Putenbrust zu kaufen und gleich mehrere Päckchen à 20,7 g einzufrieren. So eignen sich auch die teuren Garnelen in der ketogenen Diät. Da man sie dem Beutel in der Tiefkühltruhe einzeln entnehmen kann, und man ja nur geringe Mengen benötigt, ist es einerseits eine besondere Mahlzeit und andererseits gar nicht so teuer.

Feste Nahrung gibt es relativ wenig

Nachdem eine Mahlzeit zu 90 % aus Fett besteht, gibt es nur wenige Produkte, bei denen gut gekaut werden muss. Angebratene Hähnchenstücke, Garnelen oder Schillerlocke oder auch Gurke oder Paprikagemüse können im Diätplan eingesetzt werden.

Keine Scheibe Brot? Keine Scheibe Brot!

Ganz häufig wird von Eltern zu Beginn der Diät gefragt: »Kann das Kind überhaupt kein Brot während der Diät essen?« Im Folgenden wird kurz rechnerisch dargestellt, warum eine Scheibe Brot nicht in die ketogene Diät passt.

INFO

Verwenden Sie lieber mageres Fleisch

In magerem Fleisch ist viel mehr biologisch hochwertiges Protein enthalten als in fettem Fleisch. In der ketogenen Diät benötigt man zwar viel Fett, greifen Sie deshalb aber nicht zu fettem Fleisch. Decken Sie den hohen Fettanteil besser mit einem gesunden Öl ab (z. B. Olivenöl). Der Proteinbedarf der Kinder muss unbedingt gedeckt werden. Außerdem verliert das fette Fleisch beim Anbraten neben Wasser (wie beim mageren Fleisch) auch Fett. Der Fettverlust beim Braten lässt wiederum Unsicherheiten beim Berechnen der Mahlzeiten entstehen.

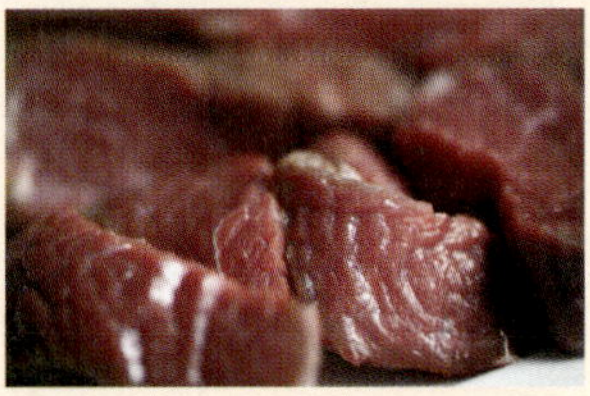

Eine Scheibe Roggenmischbrot wiegt ca. 45 g. Mehr als 20 g dieser 45 g sind reine Kohlenhydrate. Was müsste man alles hinzufügen, um hieraus eine ketogene Mahlzeit (4:1) zu entwickeln? Wenn man die Scheibe Brot mit Butter und Philadelphia Doppelrahmstufe Käse bestreichen würde, bräuchte man zusätzlich: 135 g Butter und 30 g Philadelphia!

Diese bestrichene Scheibe Brot hätte mehr als 1000 Kalorien. Dies sind zu viele Kalorien für eine einzige Mahlzeit. Man bräuchte mehr als ein halbes Paket Butter (vom Geschmacklichen ganz abgesehen). Ein weiterer Nachteil dieser »theoretischen Mahlzeit« liegt in der geringen Proteinaufnahme. Diese bestrichene Scheibe Brot hätte nur 6 g Protein, würde also auch in geringeren Mengen den täglichen Proteinbedarf nicht decken können.

Vorbereitung der Getränke

Denken Sie bei der Vorbereitung nicht nur an das Essen, sondern auch an die Getränke. Bei der ketogenen Diät haben viele Kinder keinen Durst. Es ist sehr wichtig, dass Ihr Kind trotzdem genügend trinkt. Bieten Sie dem Kind ganztägig zuckerfreie Getränke an. Hier eignen sich:

- Tees,
- Mineralwasser,
- selbst hergestellte Limonaden.

Falls das Kind zu wenig trinkt, bereiten Sie ketogene Milchshakes zu. Das mögen Kinder sehr gerne. Vereinzelt gibt es auch Kinder, die einen ganzen Liter Wasser in kürzester Zeit trinken. Das sollten sie aber auch nicht zulassen, da es durchaus Einfluss auf die Ketose haben kann.

ERNÄHRUNGSBEISPIEL

Milchshake (auf verschiedene Arten herzustellen)

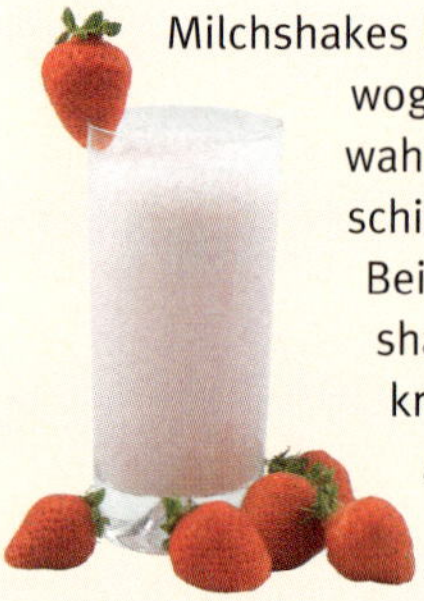

Milchshakes können gleich mehrfach abgewogen und im Kühlschrank aufbewahrt werden. Benutzen Sie verschiedene Geschmacksrichtungen! Bei Bedarf kann dann der Milchshake mit Wasser aufgefüllt und kräftig geschüttelt werden. Zum Aufschäumen können Sie auch ein Milchaufschäumgerät benutzen.

Mögliche Probleme mit amerikanischen Ratgebern

Die ketogene Diät ist ganz eng mit dem Namen Dr. John Freeman, Johns Hopkins Universität, Baltimore, MD, verbunden, der zusammen mit Jennifer B. Freeman und Millicent T. Kelly das Buch »The Ketogenic Diet« (Demos Verlag) geschrieben hat. Im amerikanischen Raum wird es schlicht als »das Buch« bezeichnet. Es beinhaltet neben einer hervorragenden Beschreibung der ketogenen Diät auch viele Berichte von Eltern, deren Kinder in Baltimore auf die Diät umgestellt wurden.

ACHTUNG

Versuchen Sie nicht, die Ketose durch weniges Trinken zu erhöhen

In der amerikanischen Literatur wird teilweise empfohlen, die Flüssigkeit zu reduzieren, um eine höhere Ketose zu erreichen. Die meisten Keto-Teams lehnen diese Flüssigkeitsreduktion ab, da die Wahrscheinlichkeit, unter zu geringer Flüssigkeitszufuhr Nierensteine zu entwickeln, sehr hoch ist, und es auch keine wissenschaftliche Erklärung für diese Maßnahme gibt.

Es ist für Europäer sehr schwer bis unmöglich, das eigene Kind in amerikanischen Kliniken auf die Diät umstellen zu lassen. Im amerikanischen Raum wird argumentiert, dass man die Nahrungsmittel der zwei Kontinente nicht vergleichen könne und somit zwangsläufig große Schwierigkeiten bei der Rückkehr nach Europa auftreten würden.

Nahrungstipps können Sie nicht ohne weiteres übernehmen

Sahne. In amerikanischen Ratgebern wird der Tipp gegeben, die Hälfte des Fettanteils einer Mahlzeit mit Sahne zu überbrücken. Während die Sahne in den USA 40 bzw. 36 % Fett hat, hat sie in Deutschland ca. 30 % Fett. Man könnte anstelle der sehr fetthaltigen amerikanischen Sahne die Dr. Oetker Crème double in Deutschland einsetzen.

Philadelphia Käse. Aber selbst Produkte, deren Packungen sich rein äußerlich nicht zwischen den USA und Deutschland unterscheiden, sind nicht vergleichbar. Ein Beispiel ist der

Käse »Philadelphia« Doppelrahmstufe. In Deutschland werden die Inhaltsstoffe mit 6,5 g Protein, 28,0 g Fett und 4,0 g Kohlenhydrate pro 100 g angegeben, während in den USA der gleich aussehende Philadelphia Käse 6,67 g Protein, 33,33 g Fett und 3,33 Kohlenhydrate pro 100 g enthält. Der unterschiedliche Fettanteil beim vermeintlich gleichen Produkt würde zu Schwierigkeiten führen.

Götterspeise. Die Amerikaner bereiten viele ketogene Mahlzeiten auf einer Puddingbasis bzw. Götterspeisebasis (Jello-O, zuckerfrei, 1,16 g Protein, 0,0 g Fett, 0,17 g Kohlenhydrate pro 100 g) zu. Man darf in keinem Fall die in Deutschland angebotene Götterspeise einfach in die Rezepte aufnehmen, ohne sie zu berechnen. Während der Jello-O zuckerfrei in Amerika fast verschwindend geringe Anteile von Kohlenhydraten pro 100 g hat, hat die Dr. Oetker Götterspeise Waldmeistergeschmack 1,2 g Protein, 0,0 g Fett und 17,8 g Kohlenhydrate. Würde man nur 10 g der Dr. Oetker Götterspeise in einer Mahlzeit von 290 kcal nicht berechnen, würde die Mahlzeit von einem Verhältnis von 4:1 auf 3,17:1 sinken, und die Ketose des Kindes gefährden. Gleiches gilt, wenn man Götterspeise benutzt, die einen sehr hohen Proteinanteil hat.

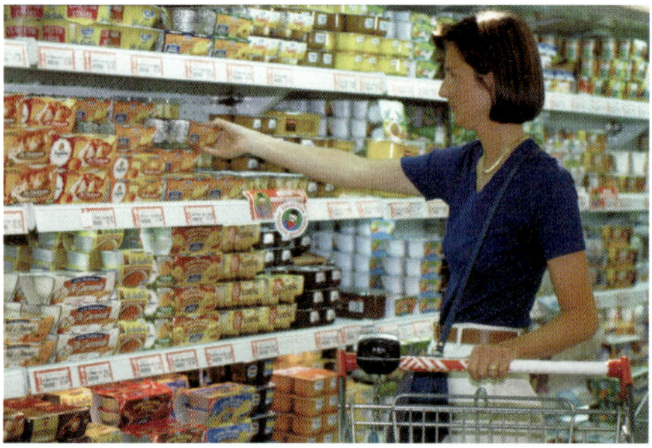

Nährstoffhinweise auf amerikanischen Produkten

Auch die Nährstoffzusammensetzung des gleichen Produkts wird unterschiedlich angegeben. Während in den USA die Ballaststoffe zu den Kohlenhydraten gezählt werden, werden in Deutschland die Ballaststoffe in einer eigenen Rubrik auf den Etiketten der Nahrungsmittel aufgeführt. Da die Ballaststoffe jedoch nach amerikanischen Richtlinien mit in die Diät eingerechnet werden müssen, ist am Ende dieses Buches die

Tabelle der Nährstoffinhalte nach amerikanischem System aufgeführt. Würden die Ballaststoffe nicht eingerechnet werden, käme es zu einer deutlichen Unterschätzung des Fettanteils.

Es ist also richtig, dass es zu großen Schwierigkeiten kommen würde, wenn man das Kind in den Vereinigten Staaten auf die Diät umstellen lassen würde und dann nach Europa zurückkehrt.

Die Nährstoffangaben werden in den USA sowohl pro Portion und auch pro Packung angegeben, jedoch nicht pro 100 g. Da fällt es im Laden oft schwer zu beurteilen, ob ein Produkt in die ketogene Diät passt oder nicht. In Deutschland werden die Nährstoffangaben pro 100 g angegeben. Sobald Sie ein Produkt sehen, welches einen Kohlenhydratanteil z. B. unter 10 % pro 100 g hat, wissen Sie, dass es gut in die Diät passt.

Vorsicht auch bei Computerprogrammen aus den USA

Achten Sie aus den genannten Gründen auch darauf, dass Sie kein Programm aus den Vereinigten Staaten benutzen, in dem die Makronährstoffe der einzelnen Produkte schon eingetragen sind. Sie können das Programm aus der Stanford Universität benutzen (jedoch nur die Version, in der die einzelnen Werte der Makronährstoffe selbst eingetragen werden müssen). Ihr Keto-Team wird Ihnen eine deutsche Version des Programms zur Verfügung stellen.

Selbsthilfe

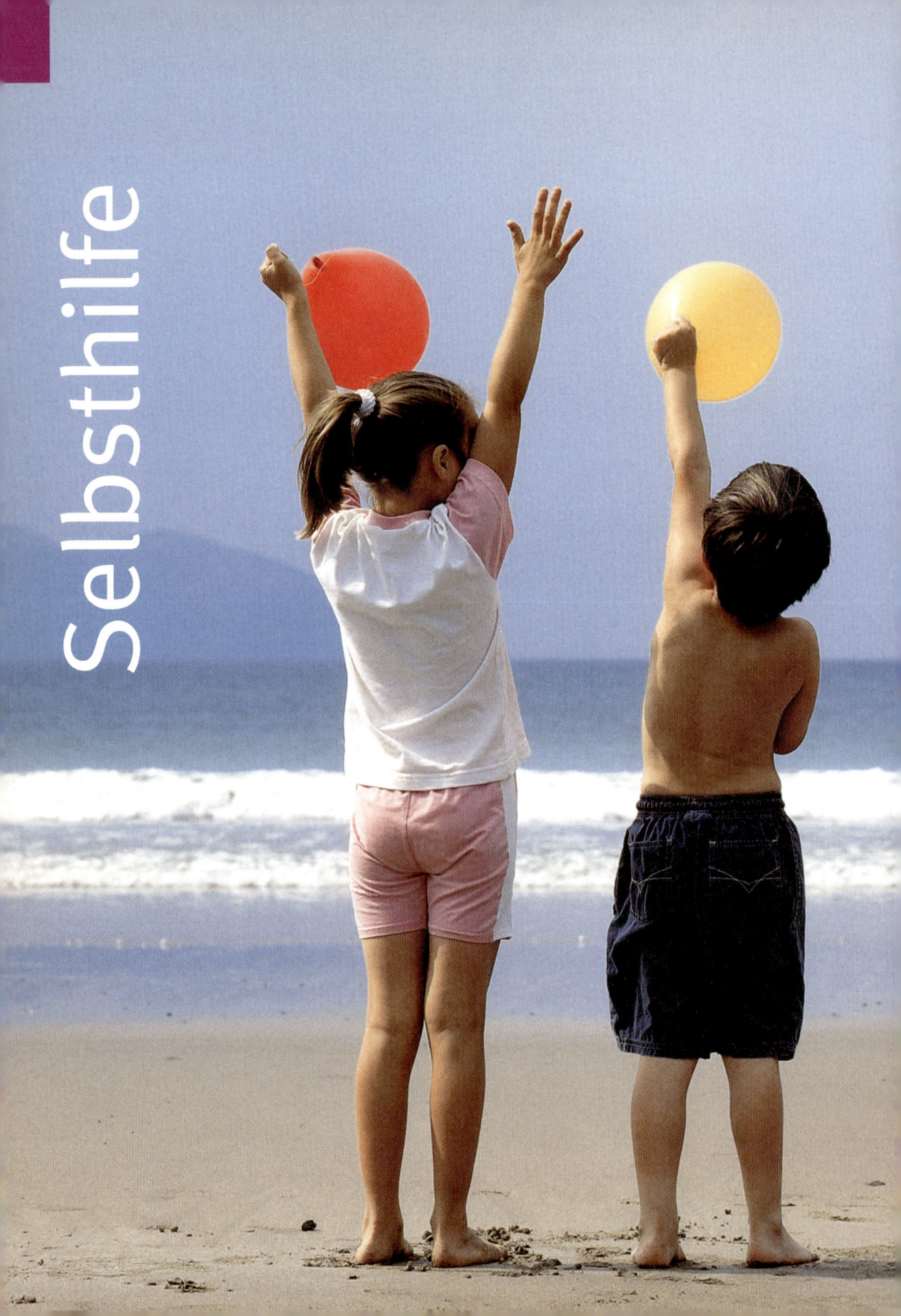

Wie die ketogene Diät gelingt

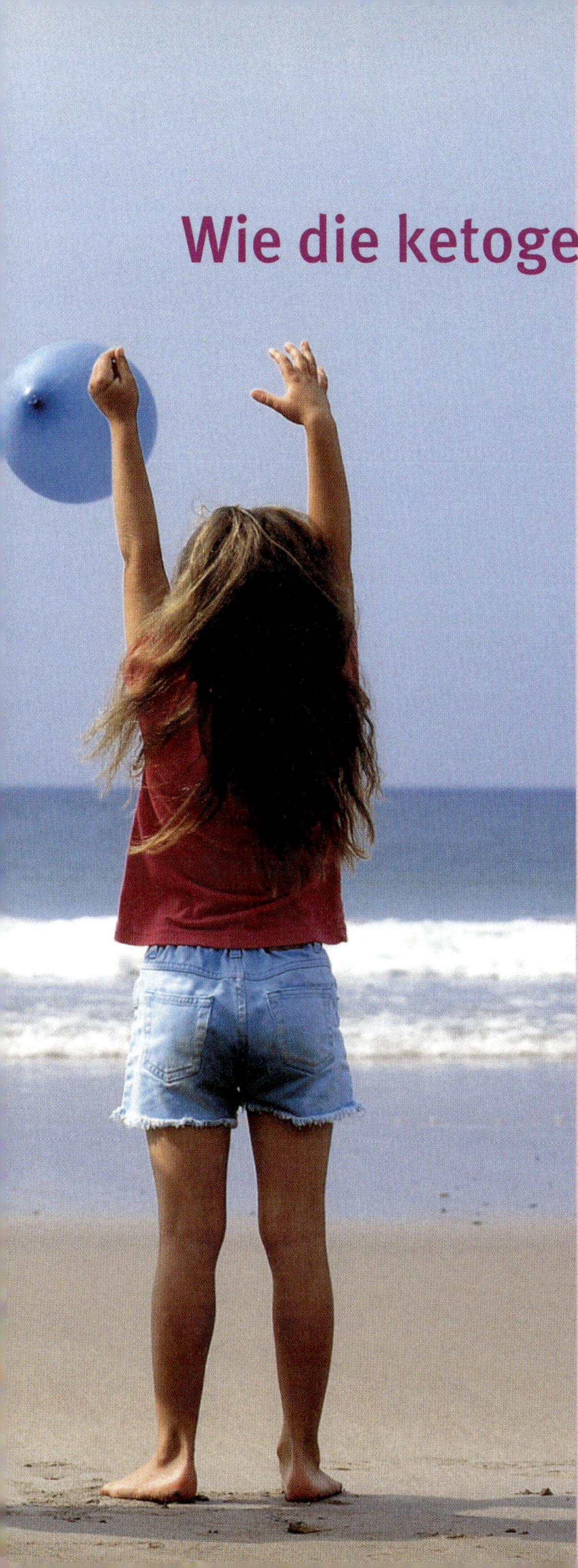

Nach der Umstellungsphase auf die ketogene Diät gehört sie zum Alltag dazu. Hier erhalten Sie viele Tipps, wie Sie sich und Ihrem Kind die ketogene Ernährung möglichst leicht machen können. Sie erfahren auch, welche Probleme oder Nebenwirkungen auftreten können und was im Krankheitsfall zu tun ist.

So bleibt Ihr Kind bei der Stange

Es passiert nur ganz selten, dass Kinder diese Art der Ernährung total ablehnen. Am einfachsten ist sicherlich die Umstellung bei kleinen Kindern. Aber auch 12-jährige Kinder können mit dieser Diät erstaunlich gut leben, ohne laufend über das Essen zu nörgeln. Natürlich bedeutet die ketogene Diät eine Einschränkung in der Lebensqualität. Die Verbesserung der Lebensqualität aufgrund eines starken Rückgangs der Anfälle bzw. Anfallsfreiheit ist für ältere Kinder jedoch weit wichtiger.

Ihr Kind is(s)t etwas ganz Besonderes

Geben Sie Ihrem Kind nicht das Gefühl, dass Sie selbst diese Diät niemals durchhalten würden. Bemitleiden Sie Ihr Kind nicht. Ganz im Gegenteil. In regelmäßigen Abständen könnte die ganze Familie eine ketogene Mahlzeit essen. Machen Sie die Diät zu etwas Besonderem in Ihrer Familie. Ein besonders tolles Kind bekommt eine besondere Diät. Freuen Sie sich schon im Vorfeld auf den Tag, an dem alle Familienmitglieder die ketogene Diät zu sich nehmen. Die Wunderdiät! Erklären Sie Ihrem Kind, dass die Wunderdiät nur funktioniert, wenn man nichts isst, was andere Personen essen. Kinder lieben es, etwas ganz Besonderes zu sein und schließlich is(s)t Ihr Kind etwas ganz Besonderes.

Die Portionen sind aber so klein!

Nun kommen wir zu einem Punkt, den Sie in Ihrer Erziehung wahrscheinlich bisher anderes gehandhabt haben – dem Verhalten beim Essen. Normalerweise versucht man, dem Kind beizubringen, beim Essen ordentlich am Tisch zu sitzen und sich währenddessen nicht mit anderen Dingen zu beschäftigen. Bei der ketogenen Diät sind die Portionen aber so klein, dass das Kind auf diese Weise viel zu schnell fertig wäre. Wissenschaftler gehen davon aus, dass sich ein Sättigungsgefühl erst ca. 20 Minuten nach Beginn der Mahlzeit einstellt. Sie sollten die Mahlzeit also »in die Länge ziehen«.

Bei der ketogenen Diät sollte alles erlaubt sein, was die Mahlzeiten verlängert – lesen, malen, spielen während des Essens. Insbesondere zu Beginn muss sich Ihr Kind erst an die kleinen Portionen gewöhnen.

Lassen Sie Ihr Kind vor allem zu Beginn der Diät beim Essen spielen oder aus der Zeitung oder einem Buch vorlesen. Oder lassen Sie es mit Stäbchen oder Zahnstochern essen. Statt eines Getränkes könnten Sie Eiswürfel (z.B. aus Cola light) anbieten, die es lutschen kann (vielleicht sogar Eiswürfel in schönen Motiven). Sobald Ihr Kind die Mahlzeit beendet hat, stehen Sie vom Tisch auf. Nehmen Sie es aus der Situation der Nahrungsaufnahme heraus und lenken es gleich mit anderen Aktivitäten ab. Nach einiger Zeit wird sich Ihr Kind an die kleineren Portionen gewöhnt haben. Die Ketose selbst wirkt appetithemmend. Normalität wird bald wieder einkehren.

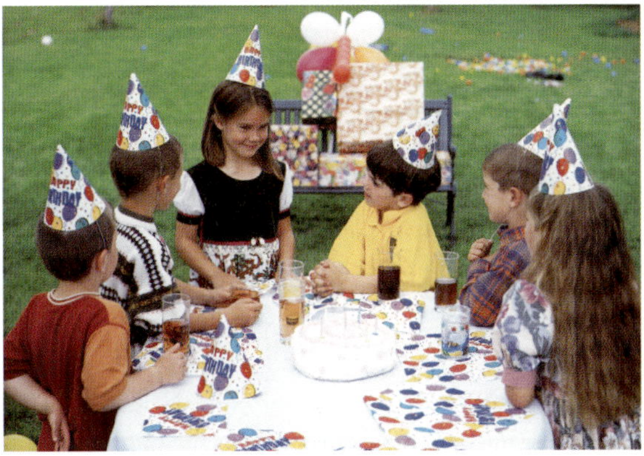

Wie Sie Feiertage meistern

Zu Ostern, Weihnachten, Geburtstagen und andere Feiern wird oft viel gegessen und es gibt häufig Süßigkeiten. Damit Ihr Kind an diesen Tagen nicht leer ausgehen muss, können Sie ketogene Süßigkeiten selbst herstellen oder Sie schenken ihm ein kleines Spielzeug. Vielleicht fangen Sie an, bestimmte Dinge zu sammeln, die Sie bei den einzelnen Gelegenheiten dann komplettieren könnten. Spielt Ihr Kind gerne mit Matchbox Autos, so schenken Sie auch ein Matchbox Auto bei dem Geburtstag von Mama oder Papa. Ihr Kind soll nicht mit dem Gefühl leben, »zu kurz zu kommen«.

AUS DEM LEBEN

Eine Mutter gibt Tipps für den Alltag

Die Diät erfordert in der ersten Zeit eine beachtliche Anpassungsphase für Kind und Familie. Der Körper des Kindes durchläuft natürlich eine nachhaltige Veränderung durch die Umstellung des Stoffwechsels. Auch muss sich das Kind an kleinere Portionen gewöhnen: Es ist weniger der Hunger (denn die Kalorien bleiben durch das Fett erhalten), als mehr die Essgewohnheit, die hier anfänglich Probleme bereitet.

Und natürlich müssen sich alle Menschen im Umfeld des Kindes auf die Situation einstellen. Zu Beginn der Diät war es einfacher, meinen Sohn getrennt von der Familie zu füttern, damit er unser Essen nicht sieht. Dies habe ich aber nur so lange gemacht, bis er sich an das ketogene Essen gewöhnt hatte und sein Organismus so weit umgestellt war, dass auch sein Hungergefühl auf anderes Essen nachließ. In der Phase des getrennten Essens musste sich immer eine Person um das Kind kümmern, während andere aßen. So wechselte man sich ab und eigentlich aßen alle nebeneinander her. Das ist natürlich langfristig keine Lösung.

Dazu kommt: Wenn man auch zu Hause den Haushalt umstellen kann, so kann man natürlich nicht verhindern, dass etwa auf dem Spielplatz Gummibärchen verteilt werden und man sein Kind dann sofort davon fernhalten muss. Die Frustrationen sind nie ganz zu vermeiden, dann müsste man den Kontakt zu anderen Kindern aufgeben.

Zuhause und im Umgang mit dem Umfeld denke ich, man sollte nach der Eingewöhnungsphase auf jeden Fall versuchen, auch mit der Diät eine größtmögliche Normalität zu etablieren, denn sonst wird man die Diät dauerhaft nicht aushalten. Es ist sicher eine Gratwanderung, die jeder für sich selbst ausloten muss. Meiner Erfahrung nach finden sich aber immer wieder Lösungen und es kann sogar Spaß machen, etwas erfinderisch zu werden. Als wir zum Beispiel zu einem Geburtstag meiner Großmutter eingeladen waren, sah ich Probleme wegen des Kuchens: Wenn mein Sohn sähe, wie alle anderen Torte essen und er bekommt nichts, dann würde er rebellieren, da war ich mir sicher. Anstatt aber erst nach dem Kaffee dazuzustoßen und einen Teil des Familienfestes zu verpassen, habe ich ihm eine »ketogene Torte« gebacken und sie mitgenommen. So saß er zwischen uns allen mit seinem eigenen Tortenstück und es gab überhaupt kein Problem.

Es bieten sich oft Lösungen an, wenn man etwas kreativ wird. Gerade dazu aber hat man in einer angestrengten und andauernden Pflegesituation manchmal kaum Energie. Die ketogene Diät wird in dem Maße zur Belastung, wie die restliche Pflegesituation sich darstellt. An guten Tagen klappt alles mit links, an schlechten scheint die Diät, das Fass zum Überlaufen zu bringen. Meine Erfahrung mit der ketogenen Diät ist, dass es meistens schon reicht, sich dieser Dynamik einfach bewusst zu sein, um durchhalten zu können.

Wechsel des Wohnortes

Falls man während der ketogenen Diät umzieht und der Anfahrtsweg zum »alten« Keto-Team zu lang ist, sollte man Folgendes bei Ankunft im »neuen« Keto-Team beachten: Jedes Keto-Team führt die Diät leicht unterschiedlich durch. Die einen berechnen alle Medikamente in die Diät ein, die anderen rechnen die Ballaststoffe nicht ein, wieder andere geben so genannte freie Lebensmittel (wie Götterspeise und Salatblätter). Beim Wechsel des Keto-Teams gilt es, die Unterschiede zu erkennen und in der Berechnung zu berücksichtigen.

ACHTUNG

Achten Sie auf Unterschiede in der Berechnung

Bei verschiedenen Keto-Teams gibt es kleine, aber wichtige Unterschiede bei der Berechnung der Mahlzeiten. Sorgen Sie dafür, dass Ihnen diese Differenzen in einem neuen Keto-Team nicht entgehen. Vergleichen Sie im Zweifelsfall gemeinsam mit der Diätassistentin die alte und die neue Berechnung. Anderenfalls könnte es bei Ihrem Kind zu einer starken Verminderung aber auch zu einer starken Erhöhung der Ketose kommen, was bei einem gut eingestellten Kind in keinem Fall gewollt ist.

Wenn man nach amerikanischen Gesichtspunkten (wie hier im Buch beschrieben) auf einer 4:1-Diät ist, so kann das in anderen Zentren einer 5:1- oder gar 6:1-Diät entsprechen (nach amerikanischen Richtlinien wäre 5 bzw. 6:1 nicht möglich, da man die notwendigen Proteine nicht mehr geben könnte). Bitten Sie die neue Diätassistentin daher, eine Mahlzeit zu berechnen, für die Sie die Zutaten vorgeben, und vergleichen Sie die Berechnung mit der Ihres alten Teams.

Unterwegs mit ketogener Diät

Natürlich muss die Familie während der Diät nicht auf Ausflüge oder Urlaub verzichten. Bei kürzeren Ausflügen ist eine Kühlbox mit Kühlakkus ausreichend. Zum Warmhalten von Speisen eignet sich der »Henkelmann«, den es in kleineren Ausführungen auch beim Campingbedarf bzw. in »Outdoor-Läden« zu kaufen gibt.

Es gibt keinen Grund bei einem gut eingestellten Kind auf Ausflüge zu verzichten. Bleiben Sie bitte nicht zu Hause, weil Ihnen alles zu kompliziert erscheint. Sie können alles vorbereiten und gemeinsam mit der Familie Ausflüge machen oder in den Urlaub fahren.

Bei häufigeren längeren Ausflügen (ein paar Tage) lohnt die Anschaffung einer Kühlbox mit Netzstecker und 12 Volt Anschluss für das Auto.

Bei der Wahl der Unterkunft sind sicherlich Ferienwohnungen den Hotels und Pensionen vorzuziehen. Eine eigene Küche mit Kühlschrank nimmt viel Stress bei der Nahrungsaufbewahrung und Zubereitung. Schöne Erlebnisse wurden auch von Familien berichtet, die erstmals mit einem Wohnmobil verreisten.

Bei der Wahl des Reiseziels sollte immer daran gedacht werden, dass die Nahrungsmittel auch vor Ort in Supermärkten angeboten werden müssen. Vieles kann jedoch auch zu Hause eingekauft und mitgenommen werden. Insbesondere bei den frischen Nahrungsmitteln, wie Gemüse, Salat, Früchte oder Fleisch sind keine Unterschiede zwischen den Ländern zu erwarten. Unterschiede können bei Sahne oder Käse bestehen, die man jedoch in haltbarer Form mitnehmen kann.

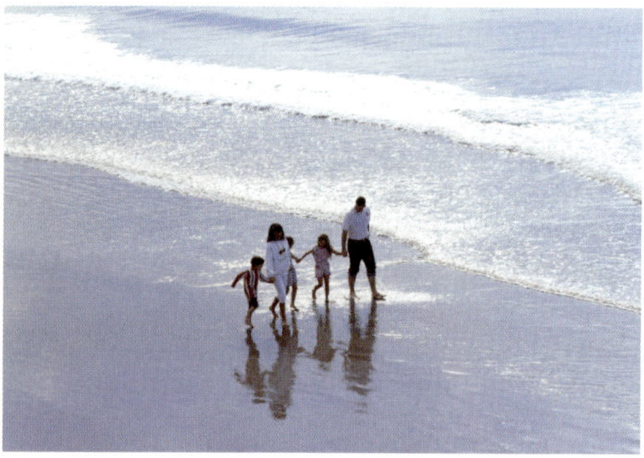

Sie werden unweigerlich – vor allem wenn Ihr Kind noch klein ist – vermehrt Fettflecken in der Kleidung haben. Diese sind oft schwer zu entfernen. Sie können die Fettflecken vor der Maschinenwäsche mit Spülmittel einreiben. Einige Eltern sagen, die Kombination von Spülmittel und Salz vor der Maschinenwäsche sei besonders effizient.

Essen im Restaurant

Natürlich wird in keinem Restaurant ketogene Kost angeboten. Aber Sie können sie ins Restaurant mitnehmen. Jeder Kellner wird Ihnen die Mahlzeit in der Mikrowelle aufwärmen. Manchmal möchten die Kellner das Essen auch auf die Restaurantteller geben. Dies ist möglich, wenn kein großer

Fettverlust zu befürchten ist. Die meisten Kinder lieben es, im Restaurant zu sein. Bleiben Sie nicht zu Hause, nur weil Sie irgendwelche (in der Regel unbegründete) Bedenken haben. Das Personal im Restaurant wird Sie ganz sicherlich herzlich unterstützen.

INFO

Ketogene Fertignahrung

Tatsächlich gibt es ein »Fertigprodukt«, welches für die ketogene Diät hergestellt wurde. Es handelt sich um ein Pulver, mit dem man Vanillemilchshakes im Verhältnis 4:1 herstellen kann. Es wird von der Firma SHS hergestellt und heißt KetoCal. Falls Ihr Kind auf einer 4:1-Diät eingestellt ist, ist dies sicherlich eine wertvolle Ergänzung. In stressigen Zeiten kann so ganz einfach eine Mahlzeit hergestellt werden.

Mögliche Probleme und Nebenwirkungen

Während der ketogenen Diät sollte eine stabile Ketose bestehen. Das heißt, im Urin werden Ketonkörper mit Werten von 80–160 mg/dl nachgewiesen bzw. im Blut mit einem Wert von ungefähr 4 mmol/l.

Woran es liegen könnte, wenn die Ketose zu niedrig ist

Falls Ihr Kind bereits in einer stabilen Ketose war, diese nun aber nicht mehr nachzuweisen ist, überlegen Sie zunächst, ob Sie zwischen den Nahrungsprodukten gewechselt haben. Benutzen Sie eine andere Wurst oder plötzlich ein ganz neues Lebensmittel, welches vorher nicht im Plan war? Verwenden Sie dann lieber wieder die alten Rezepte. Falls Ihr Kind seit Beginn der Diät noch gar nicht in einer stabilen Ketose war, sollten Sie Ihr Keto-Team kontaktieren.

Überlegen Sie, ob sich etwas geändert hat, zum Beispiel:

- Isst Ihr Kind die Mahlzeit ganz auf? Wenn nicht, vermengen Sie die Zutaten gut, damit jeder Bissen das gleiche Fett/Protein + Kohlehydrat-Verhältnis enthält.
- Geben Sie jetzt zusätzlich irgendwelche Vitamin- oder Aufbaupräparate, die Sie vorher nicht gegeben haben und die vor allem nicht in die Diät eingerechnet sind?
- Schütteln Sie die Sahne vor dem Abwiegen! Die Sahne trennt sich im Kühlschrank.
- Wiegen Sie Öl und Sahne auch wirklich ab? Man kann zur exakteren Dosierung das Öl in eine Spritze ziehen. Achten Sie aber darauf, dass alle Angaben in Gramm sind und nicht in Milliliter.

- Geben Sie Götterspeise oder Gelatine, die nicht in der Berechnung sind?
- Benutzt das Kind jetzt eine andere Zahnpasta, Sonnencreme, Badezusatz? Achten Sie auf die Etiketten. Bringen Sie alle Produkte, bei denen Sie unsicher sind, zum nächsten Termin mit Ihrem Keto-Team mit. Folgende Zusatzstoffe sollten nicht enthalten sein: Dextrose, Stärke, Sorbitum, Fruktose, Laktose.
- Hat das Kind die Möglichkeit zu naschen? Ist im Kindergarten oder in der Schule wirklich jeder über die Diät informiert und weiß jeder Beteiligte, dass das Kind wirklich nichts nebenbei essen darf?

Es gibt viele mögliche Stolpersteine beim Einhalten einer stabilen Ketose.

- Haben Sie den Süßstoff gewechselt, der evtl. nicht ganz kohlehydratfrei ist? Aspartam enthält eine geringe Menge Kalorien. Trinkt Ihr Kind sehr viel Cola-light oder andere Diät-Getränke, die Aspartam enthalten? Benutzen Sie zum Süßen von Speisen nur reines Saccharin! Saccharin kann man in der Apotheke bestellen. Diät-Getränke, die Aspartam enthalten, können einmal pro Tag in geringen Mengen (0,25 l) zum Essen angeboten werden.
- Sind die Mahlzeiten gut über den Tag und vor allem nach den Bedürfnissen Ihres Kindes verteilt? Richten Sie sich nach den Gewohnheiten Ihres Kindes. Geht Ihr Kind um 21 Uhr zu Bett und steht um 7 Uhr auf, so frühstücken Sie gegen 7.30 Uhr. Gegen 12 Uhr sollte es Mittagessen geben, gegen 16 Uhr einen Snack und gegen 20 Uhr das Abendessen. Servieren Sie das Abendessen nicht schon um 18 Uhr. Die Zeit bis zum Aufwachen am nächsten Morgen wäre zu lang und kann eine stabile Ketose gefährden.
- Halten Sie die Proteinvorgabe ein oder geben Sie zu viele Kohlenhydrate?
- Trinkt das Kind große Mengen von Wasser in kurzer Zeit?

ACHTUNG

Viel hilft viel – stimmt nicht!

Viele Eltern geben zu, beim Abwiegen der Fette recht großzügig zu sein, während Gemüse und Fleisch ganz genau abgewogen werden. Seien Sie bitte bei allen Zutaten ganz genau. Schon 2 g Öl mehr als im Rezept vorgeschrieben sind, können in einer Mahlzeit von 300 kcal das Verhältnis von 4:1 auf 4,3:1 anheben. Und dieser Anstieg kann negative Folgen haben.

- Hat das Kind Fieber oder eine andere Erkrankung?
- Hat das Kind zuviel an Gewicht zugenommen?

Was tun, wenn die Ketose zu hoch ist

Wenn die Kinder zu hoch in die Ketose kommen, haben sie meistens keinen Durst mehr. Sie verweigern jegliche Flüssigkeits- und Nahrungszufuhr. Der Wert der Ketonkörper im Blut liegt über 5 mmol/l. Der Blutzuckerwert liegt unter 45 mg/dl. Die Kinder sind sehr schlapp und zeigen wenig bis kein Interesse an der Umwelt. Eventuell übergeben sie sich. Meistens sieht man dunkle Augenringe. In diesem Fall muss sofort 30 ml Orangensaft bzw. Apfelsaft gegeben werden (je nachdem, was mit dem Arzt besprochen wurde). Man sollte abwarten (ca. 30 Minuten) und sehen, ob sich der Zustand bessert. Falls sich der Zustand nicht bessert, gibt man noch einmal Orangensaft bzw. Apfelsaft. Bessert sich auch nach der zweiten Gabe der Zustand nicht, sollte man den Arzt des Keto-Teams aufsuchen, der das Kind für eine Nacht stationär aufnimmt und wenn notwendig mit einer Infusion behandelt. Sobald Ihr Kind wieder Flüssigkeit zu sich nimmt, wird sich der Zustand in kürzester Zeit bessern.

Verwenden Sie nicht mehr Fett als berechnet wurde

Neben der gerade erwähnten Gefahr zu hoch in die Ketose zu kommen, gibt es eine weitere Gefahr, die der Gewichtszunahme. Unter der ketogenen Diät wird das Gewicht ganz genau kontrolliert. Immer etwas mehr Öl, bedeutet immer etwas mehr Kalorien, und das heißt, immer etwas mehr zunehmen, als angemessen wäre. Das Kind muss während der ketogenen Diät adäquat an Gewicht zunehmen, darf jedoch nicht übermäßig viel an Gewicht zunehmen.

Was Sie beachten müssen, wenn Ihr Kind krank wird

Während des stationären Aufenthaltes zur Einleitung der ketogenen Diät wird Ihnen mitgeteilt, wie Sie sich im Falle von Krankheiten verhalten sollen. Im Folgenden geben wir einige allgemeine Hinweise dazu.

Durchfall und Erbrechen

Wenn Ihr Kind Durchfall und/oder Erbrechen hat, müssen Sie besonders darauf achten, dass es ausreichend trinkt. Geben Sie von der ketogenen Diät nur die Hälfte der Portionen. Bereiten Sie ketogene Omeletts zu.

Erkältung und Fieber

Fieber lässt die Krampfbereitschaft steigen. Sie sollten das Fieber frühzeitig bekämpfen. Sind die Unterschenkel warm, versucht man es zuerst mit Wadenwickeln. Lässt sich das Fieber dadurch nicht senken oder sind die Beine kühl, sollte man bei Fieber ab 38,5 bis 39 Grad Paracetamol-Zäpfchen (Suppositorien) geben, um eine Wiederkehr oder Verstärkung der Anfälle zu verhindern. Während der Erkältung- bzw. Fieberphase wird das Kind geringeren Appetit haben.

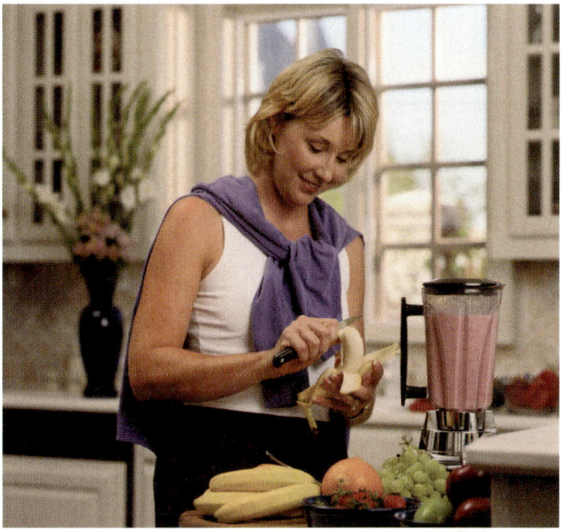

Achten Sie während dieser Zeit darauf, dem Kind nur gemischte Kost anzubieten. Gemischt bedeutet, dass jeder Bissen dem richtigen Verhältnis entspricht (Milchshakes, Suppen, Puddings). Wenn man nicht davon ausgehen kann, dass das Kind die ganze Mahlzeit zu sich nimmt, sollte man die einzelnen Komponenten der Mahlzeit nicht getrennt servieren (wie z.B. bei Birne mit Käse; das Kind isst die Birne, hat aber keinen Appetit mehr auf den Käse). Falls Ihr Kind gar keinen Appetit hat, achten Sie auf die Flüssigkeitszufuhr. Falls Ihr Kind gar nichts trinken möchte, geben Sie alle drei Stunden 30 ml Orangensaft oder Apfelsaft, um eine zu hohe Ketose zu vermeiden und kontaktieren Sie das Keto-Team.

Krankenhausaufenthalte und Operationen unter ketogener Diät

Zunächst steht das Wohl des Patienten im Vordergrund. Es geht nicht darum die Ketose um jeden Preis aufrechtzuerhalten. Falls es jedoch keinen Unterschied macht, kohlenhydratfreie Medikamente gegen kohlenhydratreiche Medikamente zu tauschen, sollten natürlich die kohlenhydratfreien Medikamente gegeben werden. Sie bekommen von Ihrem Keto-Team eine ausführliche Beschreibung der Diät, die Sie in einem anderen Krankenhaus vorlegen können. Untersuchungen haben gezeigt, dass die ketogene Diät kein Risiko für notwendige Operationen darstellt. Natürlich muss im Krankenhaus jeder über die ketogene Diät Bescheid wissen, da einige Laborwerte nicht im erwarteten Bereich liegen. Gleichfalls müssen die behandelnden Ärzte über mögliche Probleme – aufgrund des veränderten Stoffwechsels – Kenntnis haben und wissen, wie man diese lösen kann.

Mögliche Nebenwirkungen der ketogenen Diät

Ihr Keto-Team muss Sie vor Einleitung der ketogenen Diät ausführlich über mögliche Nebenwirkungen informieren und aufklären. Bei 10–20 % der Patienten wird die Diät aufgrund von Nebenwirkungen abgebrochen.

Die ketogene Diät wird in der Regel gut vertragen und gilt als eine sichere Behandlung. Doch durch die fettreiche und ballaststoffarme Ernährung können auch Nebenwirkungen auftreten. Ein enger und regelmäßiger Kontakt zwischen Eltern und Mitarbeitern des Keto-Teams ist die beste Vorraussetzung, das Auftreten von Nebenwirkungen rechtzeitig zu erkennen.

Einige Nebenwirkungen treten vor allem zu Beginn der Diät auf (siehe S. 61 ff). Welche Nebenwirkungen bei langfristiger Diät auftreten könnten, wird im Folgenden beschrieben. Die Aufführung erhebt jedoch keinen Anspruch auf Vollständigkeit, denn die langfristigen Nebenwirkungen der ketogenen Diät sind bisher nicht ausreichend untersucht.

Magen-Darm-Trakt

Typische Symptome von Nebenwirkungen auf den Magen-Darm-Trakt sind Übelkeit, Erbrechen, Bauchschmerzen und Verstopfungsneigung. Das Auftreten der Verstopfung ist durch die ballaststoffarme Ernährung bedingt und wird durch eine zu geringe Flüssigkeitszufuhr begünstigt.

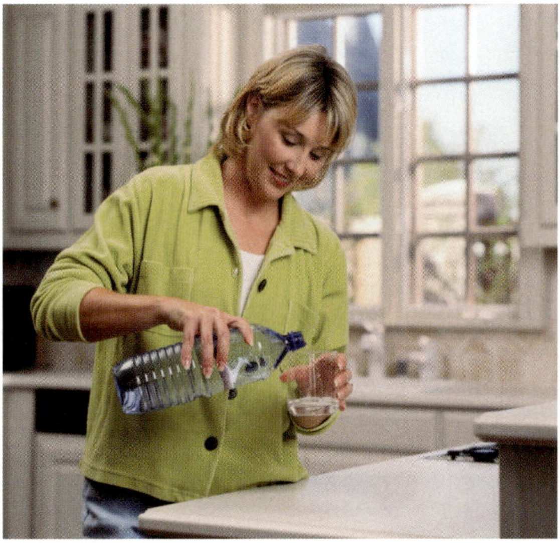

Verstopfung. Den Kindern sollte immer wieder etwas zu trinken angeboten werden. Sie können Mahlzeiten durch Trinkmahlzeiten ersetzen. Diese können z. B. auf der Basis von Nussmus und Öl bestehen. In den Tabellen am Ende des Buches sind die Nahrungsmittel nach Ihrer Eignung für die Diät aufgeführt. Achten Sie insbesondere bei den Obst- und Gemüsesorten darauf, Produkte mit möglichst wenigen Kohlenhydraten auszuwählen, da man in den einzelnen Mahlzeiten hiervon mengenmäßig mehr verwenden kann. So kann man z. B. 5 g Birne mit 10 g Erdbeeren ersetzen oder aber auch mit 32 g Gurke. Auch eignen sich die verschiedenen Blattsalate hervorragend, die Mahlzeiten einerseits größer werden zu lassen und andererseits der Verstopfung etwas vorzubeugen.

Wenn Ihr Kind unter Verstopfung leidet, sollten Sie nicht so viel Butter bzw. Mayonnaise verwenden, sondern lieber Oliven- bzw. Rapsöl. Kaufen Sie ein Gläschen »Apfel-Natur« von »Alete«. Mit Öl gemischt beugt dies der Verstopfung vor. Kaufen Sie kein »normales« Apfelmus, dies enthält zu viel Zucker. Achten Sie beim Kauf auf die Kohlenhydrate. Johannesbrotkernmehl enthält viele Ballaststoffe und kann in geringen Mengen (1 g) zum Andicken der Speisen verwendet werden.

Durchfall. Wenn hauptsächlich Öle in der ketogenen Diät verwendet werden, kann dies zu Fettdurchfall führen. In diesem Fall sollten Sie etwas mehr Butter bzw. Mayonnaise verwenden. Einige Eltern lassen die Kinder das Öl – quasi wie ein Medikament – vor der Mahlzeit trinken, und bieten dann nur noch die Proteine und Kohlenhydrate an. Dagegen ist nichts einzuwenden. Führt es jedoch zu Durchfall, muss das Fett ausgetauscht werden.

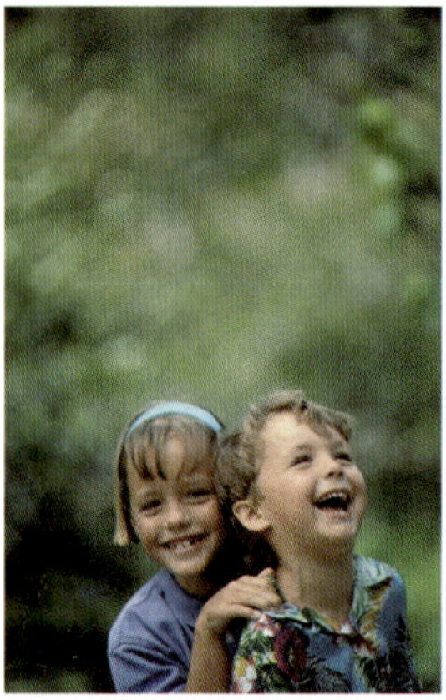

Das Wachstum der Patienten unter ketogener Diät scheint nach neueren Untersuchungen nicht wesentlich beeinträchtigt.

Blutfett-Erhöhung

Dauerhafte Erhöhungen der Bluttfette (Hyperlipidämie und Hypercholesterinämie) unter ketogener Diät sind selten, können jedoch vorkommen. Es sollten daher vor und unter der Diät in größeren Abständen die morgendlichen Nüchtern-Blutfette bestimmt werden.

Nierensteine

Nierensteine treten bei bis zu 10 % der Patienten unter ketogener Diät auf. In der Regel verursachen die Nierensteine keine Symptome. Typische Symptome sind Schmerzen insbesondere beim Wasserlassen und/oder eine Rotfärbung des Urins. Kommt es zu einem Steinabgang aus dem Nierenbecken in den Harnleiter, kann dies zu schmerzhaften Nierenkoliken führen.

Die Entwicklung von Nierensteinen wird durch eine zu geringe Flüssigkeitszufuhr begünstigt. Nierensteine kann man meist mit einer einfach durchzuführenden Ultraschalluntersuchung erkennen. Die Behandlung von Nierensteinen erfolgt durch verstärke Flüssigkeitszufuhr und Alkalisierung des Urins mit Uralyte U.

Herz-Erregungsleitung

Bei der ketogenen Ernährung kann es zu einer Verlängerung der Erregungsübertragung des Herzens kommen. (Im EKG kann man dies als eine Verlängerung der QT-Zeit erkennen.) Beim gesunden Herzen ist das unbedenklich. Wenn das Kind jedoch eine Herzmuskelschwäche oder Herzrhythmusstörungen hat, kann die ketogene Diät die bestehende Erkrankung verschlimmern (siehe S. 161 f). Daher sollte vor Beginn der ketogenen Diät eine EKG-Untersuchung durchgeführt werden, um eine bestehende Störung des Herzens zu erkennen.

Blutgerinnung

Unter ketogener Diät kann es zu einer verstärkten Bildung von blauen Flecken und Auftreten von Blutungen kommen. Dieses ist auf Veränderungen der Blutplättchen zurückzuführen. Zu schweren Blutungen führt dieses nicht. In der Regel sind keine Vorsichtsmaßnahmen und Einschränkungen notwendig. Es sollten jedoch einmal die Blutplättchen gezählt, die Blutgerinnungsparameter und die Blutungszeit bestimmt werden. Auch vor geplanten Operationen sollten diese Laborparameter kontrolliert werden. Weitere mögliche Nebenwirkungen, die bisher nur in Einzelfällen auftraten, werden für Fachpersonal auf S. 171 beschrieben.

Welche Mangelzustände können auftreten?

Die ketogene Diät ist eine unausgewogene Diät mit sehr hoher Fettzufuhr, ausreichender Eiweißzufuhr und einem sehr geringen Kohlenhydratanteil in der Nahrung. Diese unausgewogene Ernährung führt zu einer ungenügenden Zufuhr zahlreicher wichtiger Nahrungsbestandteile wie Vitamine, Spurenelementen und Mineralien. Durch die einseitige Ernährung unter ketogener Diät werden mit der Nahrung zu wenig Vitamin B_1, B_2, B_6, C und Vitamin D, sowie zu wenig Spurenelemente wie Calcium, Magnesium, Zink und Selen zugeführt. Damit bei Ihrem Kind während der ketogenen Diät keine Mangelzustände auftreten, müssen Sie darauf achten, dass es regelmäßig die mit Ihrem Arzt abgesprochenen Zusatzpräparate einnimmt. Welche Mangelzustände im Einzelnen auftreten können, wird auf S. 169–171 für Fachpersonal beschrieben.

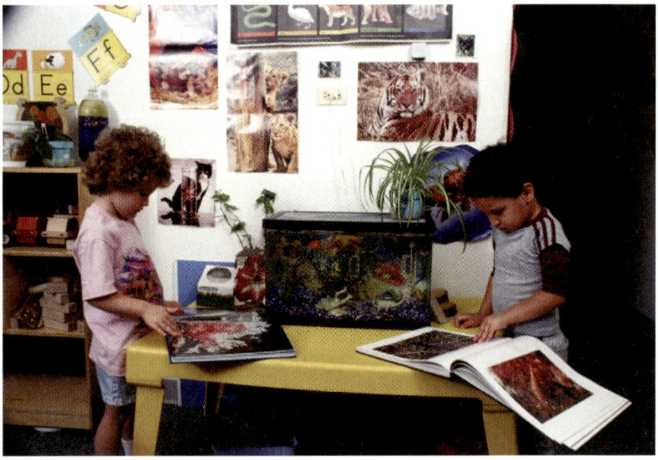

Notwendige Untersuchungen während der Diät

Ein enger Kontakt zwischen Eltern und Keto-Team auch nach der Entlassung aus der Klinik ist die beste Voraussetzung, um eine optimale Wirkung und Verträglichkeit der ketogenen Diät zu erzielen. Sie erhalten hierfür einen Plan und haben einen festen Ansprechpartner im Keto-Team. In der Regel ist diese Ansprechpartnerin die Diätassistentin des Keto-Teams. Die meisten Kontakte erfolgen über das Telefon. Berechnungen amerikanischer Keto-Teams haben einen Zeitbedarf von ungefähr 30 Stunden alleine für die telefonische Beratung der Familie eines Patienten ergeben.

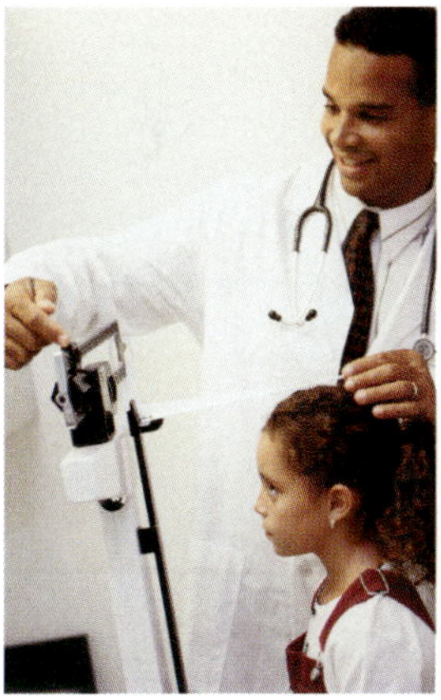

Sie sollten zu Hause weiter ein Tagebuch führen, in dem die Anfälle, die Urin-Ketosticks-Ergebnisse, Ernährungsbesonderheiten und außergewöhnliche Dinge, wie z.B. akute Erkrankungen und Infekte, eingetragen werden. Das Gewicht des Kindes wird wöchentlich bestimmt – immer bei gleichen Bedingungen: morgens vor der ersten Mahlzeit, nur mit Unterzeug bekleidet und natürlich ohne Windel. Die Körperlänge bei Säuglingen wird monatlich, bei größeren Kindern alle 3 Monate gemessen.

Kontrolluntersuchungen

Hier gibt es keine verbindlichen Empfehlungen. Das Vorgehen der einzelnen Keto-Teams bezüglich der Untersuchungszeitpunkte und der Art der einzelnen Untersuchungen ist unterschiedlich. Es hängt auch davon ab, welche Untersuchungen durch Ihren Kinderarzt vor Ort durchgeführt werden können.

Wenn es Ihrem Kind gut geht, d.h. die Anfallsfrequenz deutlich abgenommen hat und die ketogene Diät offensichtlich gut vertragen wird, erfolgen solche ambulanten Kontrollen z.B. 1, 3, 6, 9 und 12 Monate nach Beginn der ketogenen Diät. Im Rahmen der Kontrolluntersuchungen erfolgen

- eine morgendliche Nüchtern-Blutentnahme (Blutbild, Betahydroxy-Buttersäure, Blutzucker, Cholesterin, Triglyzeride, Elektrolyte, Leber- und Nierenwerte, Medikamentenspiegel, Spiegel von Gesamt-Carnitin, freiem Carnitin und Acyl-Carnitinen),
- eine Urin-Untersuchung (Calcium/Kreatinin-Konzentration),
- eine körperliche Untersuchung,
- eine EEG-Untersuchung und
- eine Ultraschalluntersuchung des Bauchs.

Kontrolluntersuchungen von EKG und Herzecho macht man alle 3 bis 6 Monate. An den Kontrollterminen werden Ihr Arzt und die Diätassistentin auch ausführlich mit Ihnen über die weitere Epilepsietherapie und die Behandlung mit der ketogenen Diät sprechen.

ACHTUNG

Wann müssen Sie sofort einen Termin vereinbaren?

Kommt es unter ketogener Diät jedoch zu einer Zunahme der Anfallsfrequenz, zu einer Verschlechterung des Allgemeinbefindens Ihres Kindes oder treten Nebenwirkungen der ketogenen Diät auf, kann eine umgehende Wiedervorstellung Ihres Kindes entweder zunächst beim Kinderarzt oder direkt beim Arzt Ihres Keto-Teams notwendig werden. Möglicherweise muss Ihr Kind dann auch erneut stationär in der Klinik aufgenommen werden.

Wann ist eine stationäre Aufnahme nötig? Zur Kontrolle der Wirksamkeit und der Verträglichkeit der ketogenen Diät sind normalerweise ambulante Kontrolluntersuchungen ausreichend. Bei einer großen Entfernung zu Ihrem Keto-Team, bei sehr komplizierten Epilepsieverläufen oder beim Auftreten von Nebenwirkungen der ketogenen Diät können jedoch auch stationäre Behandlungen notwendig werden. Auch akute Infektionen oder Magen-Darm-Erkrankungen mit nicht ausreichender Flüssigkeitszufuhr können zur stationären Krankenhausbehandlung führen.

Untersuchungen bei Säuglingen

Die ketogene Diät bei Säuglingen muss mit absoluter Vorsicht betrachtet werden. Wie schon auf Seite 34 besprochen gibt es einige Stoffwechselerkrankungen, die mit Anfällen einhergehen, aber in frühem Alter noch nicht erkannt sind. Erst wenn alle möglichen anderen Erkrankungen ausgeschlossen wurden, kann die Diät beginnen. Kinder unter zwei Jahren beginnen die Diät immer mit einem niedrigeren Verhältnis von Fett zu Kohlenhydraten + Proteinen. Während des stationären Aufenthaltes und der Kontrolluntersuchungen wird die genau benötigte Menge an Fett und an Kalorien kalkuliert.

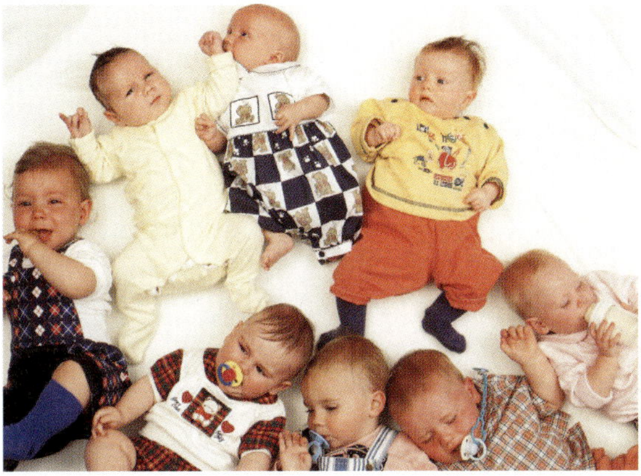

Ob der Säugling – auch von der Kalorienmenge her – richtig eingestellt ist, wird die Gewichts- und Größenentwicklung zeigen. Über die ersten 24 Monate werden folgende Entwicklungen erwartet.

Tabelle: Durchschnittliche Gewichtszunahme und Längenwachstum während der ersten zwei Lebensjahre

Alter (Monate)	g/Tag	cm/Monat
0–3 Monate	26–31	3–3,5
3–6 Monate	20	2,5
6–12 Monate	12,5	1,5
12–24 Monate	6–7	1

Werte aus »Pediatric Morphometrics a Reference Manual (WJM Gerver & R. de Bruin, 2001)

So bleiben Sie bei der Stange

Vielleicht sind Sie als Eltern von der Pflegesituation Ihres chronisch kranken Kindes jetzt schon total erschöpft. Und da erscheint die ketogene Diät als der Tropfen, der das Fass zum Überlauf bringen kann. Die ketogene Diät wird jedoch nur bei gutem Ansprechen Ihres Kindes – d.h. einer deutlichen Reduktion der Anfälle – über zwei bis drei Jahre durchgeführt.

Die Anfälle mitzuerleben und machtlos daneben zu stehen, das ist doch die größte Belastung für Eltern epilepsiekranker Kinder. Geht es dem Kind besser, geht es den Eltern besser. Wie schon erwähnt, sollten sich die Eltern die Mühen der Diät nach Möglichkeit teilen, was einerseits wichtig ist, falls die Mutter einmal plötzlich erkrankt, andererseits jedoch nötig ist, um sich »Auszeiten« gönnen zu können.

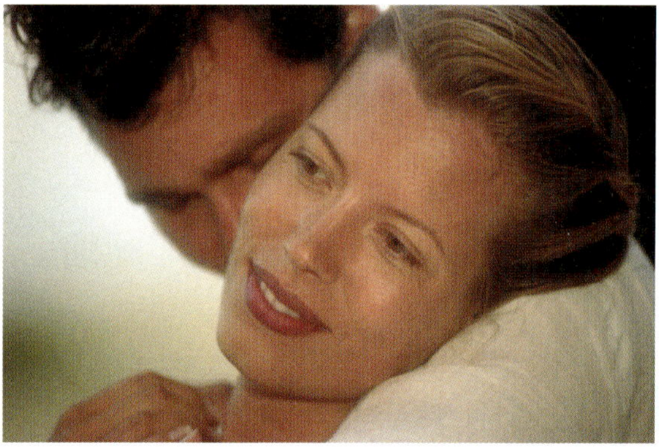

Planen Sie Zeiten ein, die Sie nur mit Ihrem Partner verbringen. Es ist nicht egoistisch, sondern notwendig, dass Eltern sich auch um sich selbst kümmern.

Es geht Ihrem Kind nicht besser, nur weil Sie vom »Rest der Welt« nichts mehr mitbekommen. Eltern chronisch kranker Kinder igeln sich oft in ihrer Welt ein. Freunde wissen schon nicht mehr, ob man überhaupt noch angerufen werden möchte und sind vielleicht auch unsicher, da sie mit der Diagnose Epilepsie nur wenig anfangen können.

Überlegen Sie sich, was Ihnen in dieser Situation gut tun würde. Möchten Sie Eltern mit gleichen Problemen kennen lernen, so sollten Sie sich nach einer Selbsthilfegruppe für Eltern epilepsiekranker Kinder in Ihrer Umgebung umsehen. Der Austausch über die vielen ähnlichen Probleme kann in der eigenen Problemverarbeitung durchaus von Nutzen sein. Oder aber, gönnen Sie sich eine Auszeit. Überlegen Sie sich, bei welchen Aktivitäten Sie am meisten Kraft tanken können. Organisieren Sie auch schöne Abende mit Ihrem Partner. Achten Sie aber darauf, dass sich bei gutem Essen und Kerzenschein Ihr Gesprächsthema nicht nur um Anfälle dreht.

Überlegen Sie, was Sie beide vor dem Auftreten der Anfälle Ihres Kindes in ihrer Partnerschaft verbunden hat. Die Anfälle Ihres Kindes sind neu in Ihr Leben gekommen. Ihre Interessen sind meistens noch die gleichen wie zuvor. Aber gehen sie Ihren Interessen auch nach. Nur ausgeglichene Eltern können ihrem chronisch kranken Kind die Unterstützung geben, die es benötigt.

Kontakte zu anderen Eltern von Kindern unter ketogener Diät können am besten über Ihr Keto-Team hergestellt werden. Sonst kann Ihnen ein Kontakt auch über das Kindernetzwerk (www.kindernetzwerk.de), den Epilepsie-Elternverband (www.epilepsie-elternverband.de) oder das Informationszentrum-Epilepsie in Bielefeld (www.izepilepsie.de) vermittelt werden.

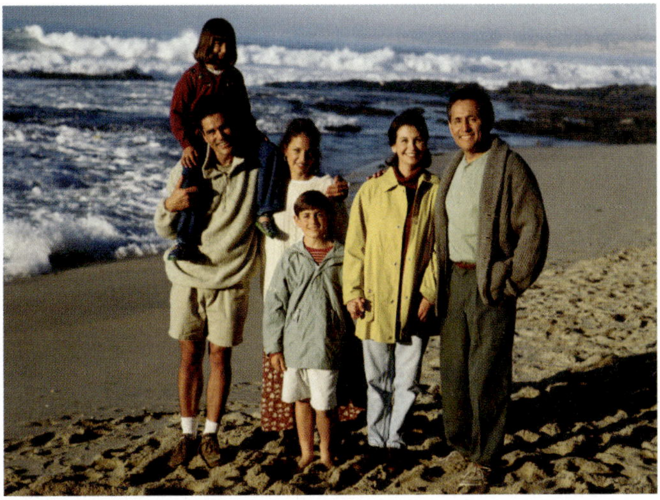

Rezepte

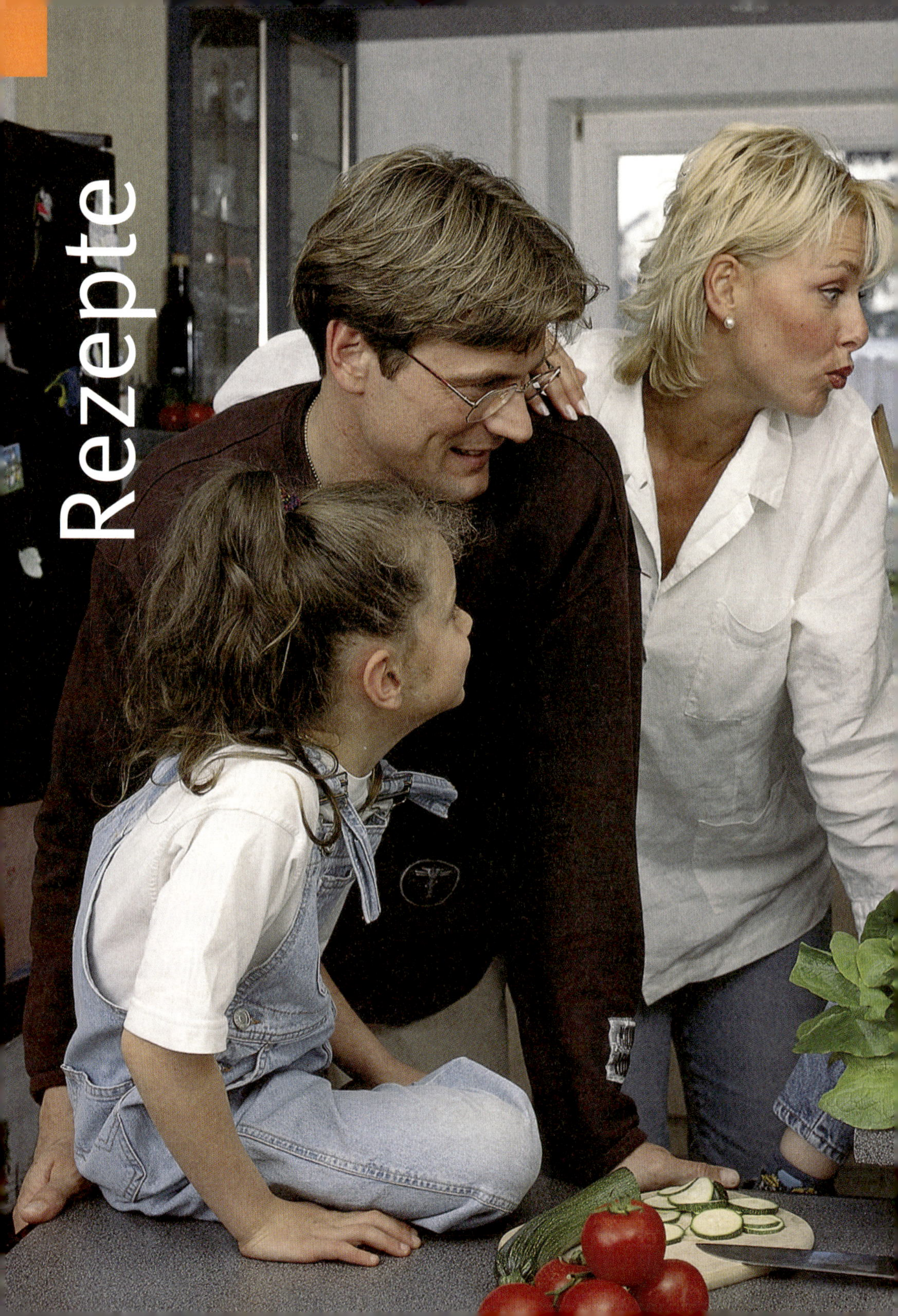

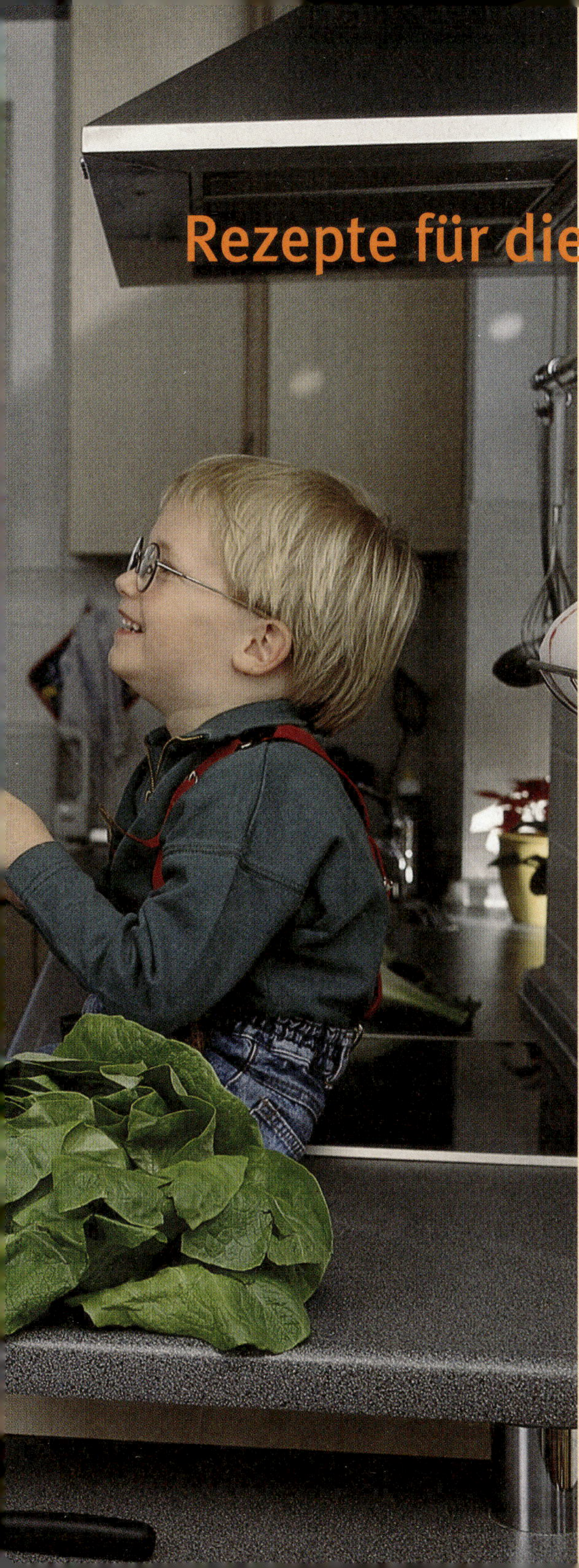

Rezepte für die ketogene Diät

Es gibt viele Möglichkeiten, die ketogene Diät schmackhaft zuzubereiten.
In diesem Kapitel geben wir Ihnen einige Rezeptideen für verschiedene Gelegenheiten, die Sie natürlich variieren können und für Ihr Kind individuell berechnen müssen.

Für Babys und Kleinkinder

Bei den folgenden Rezepten für flüssige oder breiförmige Speisen ist jeder einzelne Schluck bzw. Bissen im ausgerechneten Verhältnis, da man die Zutaten vollständig durchmischen kann. Diese Rezepte (mit Ausnahme der Milupa-Milch-Rezepte) bieten sich auch bei älteren Kindern an, die wegen Fieber oder anderer Erkrankungen wenig Hunger haben und die Mahlzeit unter Umständen nicht ganz aufessen.

INFO

Die Mengen müssen immer individuell berechnet werden

Bei ketogenen Rezepten können keine Mengenangaben gemacht werden. Sie dienen lediglich als Beispiele, welche Produkte in einer Mahlzeit zusammengestellt werden können. Jedes Kind wird individuell auf die ketogene Diät eingestellt, d. h. jedes Kind hat seine eigene Kalorienmenge, seinen eigenen Proteinbedarf und auch sein eigenes Verhältnis von Fett zu Proteinen + Kohlenhydraten. Das bedeutet auch, dass selbst wenn das Verhältnis (z. B. 4:1) gleich wäre, sich die Mengenangaben in den einzelnen Mahlzeiten für die einzelnen Kinder unterscheiden würden, da unterschiedlich viele Kalorien und unterschiedlich viele Proteine benötigt werden.

Flaschennahrung

Milupa basic-CH Milch

Es gibt von der Firma Milupa eine Spezialnahrung, die auf die Bedürfnisse von Babys und Kleinkindern, die eine extrem kohlenhydratarme Nahrung benötigen, hergestellt wird. Das Milupa basic-CH Pulver (pro 100 g Protein: 28,3 g, Fett 58,0 g,

Kohlenhydrate < 0,01 g) ist ein Produkt, das man sehr gut in der ketogenen Diät zur Ernährung von Säuglingen einsetzen kann.

Ketogene Milchflasche

- Milupa basic-CH
- Öl
- Anfangsmilch
- Süßstoff (wenn nötig)

Das Milupa basic-CH Pulver mit Öl mischen und mit einer Anfangsmilch mischen. Von der Anfangsmilch benötigt man nur eine ganz geringe Menge. Sie dient als Quelle für die Kohlenhydrate. Wenn die Kinder etwas älter sind, kann die Anfangsnahrung auch durch Apfelsaft ersetzt werden.

Mandelmusmilch

- Mandelmus
- Rapsöl
- Süßstoff
- evtl. Backaroma Mandel

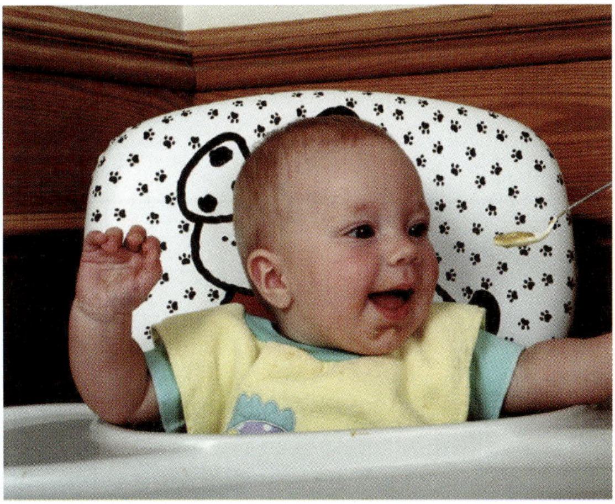

Mandelmus ist gut bekömmlich. Es ist im Reformhaus oder im Naturkostladen erhältlich. Die Zusammensetzung von Mandelmus schwankt zwischen den einzelnen Herstellern ganz enorm. Kaufen Sie immer dieselbe Marke, das erspart erneutes Rechnen und auch neue Fehlerquellen. Achten Sie jedoch bei jedem Kauf auf die Zusammensetzung, auch wenn es sich um das gleiche Produkt handelt.

Das Öl setzt sich in jedem Nussmus nach einiger Zeit oben ab. Rühren Sie es vor Gebrauch sehr gut durch.

Breie

Pfirsichbrei

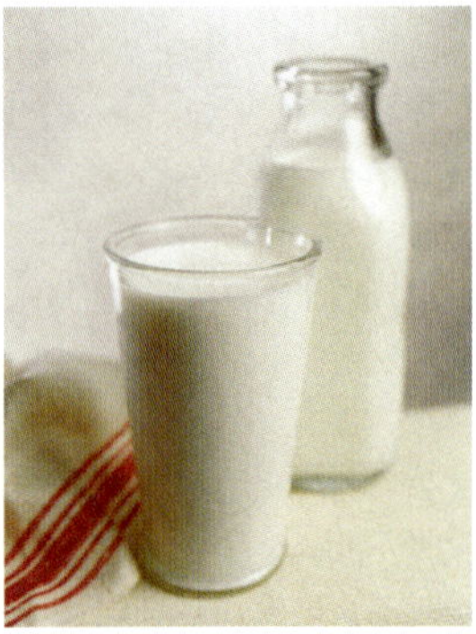

- Sahne
- Philadelphia Doppelrahmstufe
- Rapsöl
- Pfirsich
- Süßstoff

Sahne und Philadelphia Doppelrahmstufe werden zu ungefähr gleichen Teilen abgemessen. Rühren Sie zunächst das Öl mit dem Frischkäse glatt. Geben Sie die Pfirsiche und Süßstoff hinzu. Die geschlagene Sahne zum Schluss unterheben.

Kleinere Mengen Sahne kann man mit Milchaufschäumgeräten steif schlagen.

Anstelle von Pfirsichen kann jede andere Obstsorte in das Rezept eingerechnet werden.

Ananasbrei

- Buko-Ananas-Frischkäse
- Öl
- Ananas
- Süßstoff

Den Buko-Ananas-Frischkäse mit dem Öl vermischen und frische Ananas unterheben. Eventuell Süßstoff hinzufügen.

Für größere Kinder

Mittagessen

Im Folgenden drei Beispiele für kaltes bzw. warmes Mittagessen.

Kräuterkäse mit Gurke

- Philadelphia-Kräuter-Doppelrahmkäse
- Öl
- Gurke
- Salz und Pfeffer

Den Philadelphia-Kräuter-Doppelrahmkäse mit dem Öl vermischen, evtl. etwas Wasser zumischen. Die Gurke klein schneiden bzw. hobeln. Alles vermischen und mit Salz und Pfeffer würzen.

Tomatengemüse mit Salami

- Salami
- Olivenöl
- Tomatenmark
- Tomaten
- Philadelphia-Doppelrahmkäse
- Sahne
- Ei

Erhitzen Sie in einer kleinen Pfanne das Olivenöl. Geben Sie das Tomatenmark und den Philadelphiakäse hinzu. Rühren Sie alles zu einer glatten Masse. Backen Sie das Ei in der Mikrowelle, schneiden Sie es klein und geben es zusammen mit der klein geschnittenen Tomate und der klein geschnittenen Salami in die Pfanne. Zum Schluss heben Sie die geschlagene Sahne unter. Diese Masse kann mit dem Pürierstab nach den Bedürfnissen des Kindes weiter zerkleinert werden.

INFO

Eier als Proteinquelle

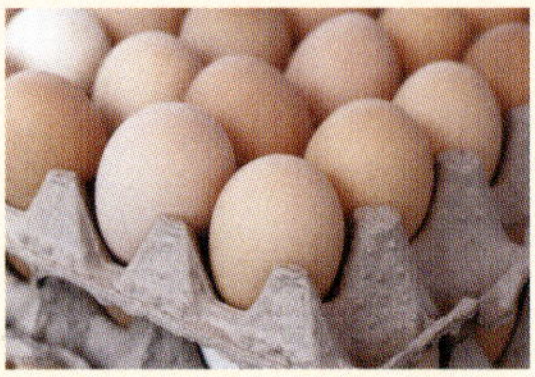

Es wird Ihnen bei der Durchführung der Diät auffallen, dass es teilweise sehr schwierig ist, den adäquaten Proteinanteil in die Mahlzeiten zu mischen. Falls Sie Schwierigkeiten mit dem Proteinanteil haben, können Sie (falls die Mahlzeit es zulässt) etwas verquirltes, gebackenes Ei hinzugeben. Da man oftmals nicht mehr als 10 g Ei benötigt, bietet es sich an, gleich mehrere dieser Portionen in der Mikrowelle zu backen und dann im Kühlschrank aufzubewahren. Falls Sie des Öfteren Ei verwenden, sollten Sie also im Rezept immer die gleiche Menge (hier 10 g) einrechnen. Die in der Mikrowelle gebackenen Eier haben den Vorteil, dass sie kleinen Pfannkuchen ähneln. Sie geben relativ viel Volumen (klein geschnitten in den Mahlzeiten) und können andererseits auch mit Nussmus und Butter gemischt bestrichen werden, da sie Fett gut aufsaugen. Das Gleiche gilt auch, wenn man nur das Eiweiß backt.

Hackfleischsauce mit »Eier-Nudeln«

- Hackfleisch
- Tomatenmark
- Zwiebeln
- Olivenöl
- Gewürze
- Ei

Braten Sie erst die klein geschnittenen Zwiebeln im Olivenöl an. Fügen Sie dann das Hackfleisch hinzu. Zum Schluss das Tomatenmark. Würzen Sie mit Salz, Pfeffer und etwas Paprika. Erhitzen Sie das Ei in der Mikrowelle und schneiden Sie es in dünne Fäden. Sie können die Mahlzeit mit dem Pürierstab den Bedürfnissen Ihres Kindes anpassen.

ACHTUNG

Verwendung von Johannesbrotkernmehl (Nestargel)

Seien Sie ganz vorsichtig mit der Verwendung von Nestargel. Versuchen Sie, mit weniger als 1g die Speisen anzudicken (eine Messerspitze), falls Sie es benutzen. Denn dieses Produkt hat zwar keine Kohlenhydrate jedoch auf 100g sehr viele Ballaststoffe, nämlich 77g. Im amerikanischen Raum wird Nestargel aufgrund der hohen Ballaststoffmenge kaum verwendet (da die Amerikaner alle Ballaststoffe in die Diät mit einrechnen).

Suppen

Falls Ihr Kind gerne Suppen isst, haben Sie die Möglichkeit, viele verschiedene Suppen herzustellen. Man kann in den Rezepten die Gemüsesorten verändern und hat jeweils neue Geschmacksrichtungen (je weiter die Gemüsesorten in der Tabelle im Anhang unten stehen, desto weniger der jeweiligen Sorte kann benutzt werden). Natürlich müssen die einzelnen Gemüsesorten neu berechnet werden. Suppen lassen sich sehr gut einfrieren und ein weiterer Vorteil ist, dass jeder Löffel Suppe im richtigen Fett zu Protein + Kohlenhydrat-Verhältnis steht, d.h. man braucht sich keine Sorgen zu machen, wenn der Teller nicht leer gegessen wird.

Alle Suppen können mit dem Pürierstab auf die Bedürfnisse Ihres Kindes angepasst werden.

Spargelcremesuppe

- fette Brühe (Würfel, Knorr)
- Spargel
- Creme double
- Öl
- Krabben oder Schinkenstücke
- Salz und Pfeffer

Den Spargel in der fetten Brühe kochen und pürieren, Creme double, Krabben oder Schinkenstücke und Öl unterrühren.

Tomatensuppe

- fette Brühe (Würfel, Knorr)
- verrührtes Ei
- Tomaten
- Tomatenmark
- Sahne
- Olivenöl
- Schnittlauch, roh

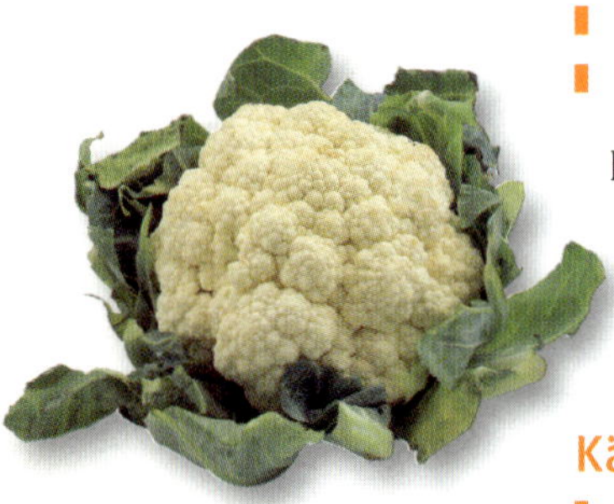

Brühe aufkochen und Tomaten, Tomatenmark, Sahne und klein gehackten Schnittlauch beifügen. Dann verrührtes Ei einrühren und Olivenöl zugeben. Suppe aufkochen lassen, mit Salz und Pfeffer abschmecken.

Käse-Lauch-Suppe

- fette Brühe (Würfel, Knorr)
- Schmelzkäse
- Lauch
- Öl

Den Schmelzkäse in der fetten Brühe schmelzen lassen, das Öl hinzufügen und den Lauch in der Suppe kochen. Eventuell mit Salz und Pfeffer nachwürzen.

Möhrensuppe mit Lachs oder Hühnchen

- gebratener Lachs oder Hühnchenbrust
- Möhren
- Zwiebeln
- Butter
- Sahne
- Salz, Pfeffer

Lachs oder Hühnchen anbraten, in dünne Scheiben schneiden und zur Seite stellen. Die Butter in einem Topf erhitzen und die Zwiebeln und Möhren darin dünsten. Dann Sahne und Wasser hinzugeben und pürieren, mit Salz und Pfeffer würzen und Lachs bzw. Hühnchen unterrühren.

Getränke

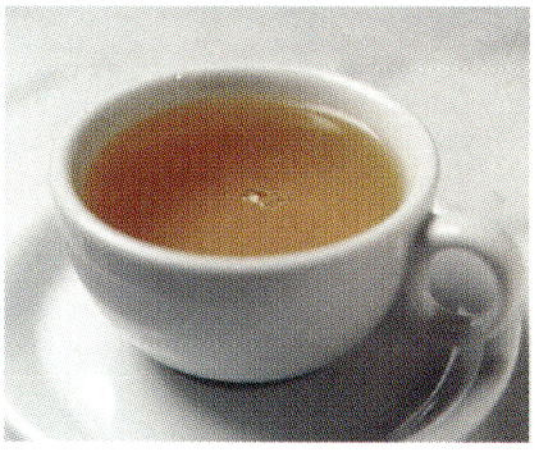

Es ist ganz wichtig, dass Ihr Kind genügend trinkt. Folgende zuckerfreie Getränke sollten Sie immer wieder anbieten:

- Wasser,
- ungesüßter Früchtetee, Fencheltee, Pfefferminztee, Kamillentee (kann mit Saccharin gesüßt werden),
- Diät-Limonaden in geringeren Mengen (achten Sie auf die Inhaltsstoffe!),
- Advit-Limonade: Falls Ihr Kind als eine Nahrungsergänzung Advit bekommt, kann man die Tagesdosis halbieren und gesüßt oder ungesüßt anbieten.

Milchshake

Milchshakes lassen sich gut vorbereiten und können in vielen verschiedenen Geschmacksrichtungen hergestellt werden. Bei Ausflügen könnten Sie für die restliche Familie ähnliche Milchshakes vorbereiten bzw. kaufen. Versuchen Sie, die Diät in das Familienleben zu integrieren.

- Philadelphia-Käse-Doppelrahm
- Rapsöl
- Süßstoff
- Aroma

Zutaten mischen, mit Wasser auffüllen und kräftig schütteln.

KetoCal-Drink

Die benötigte Menge KetoCal-Pulver der Firma SHS abwiegen, mit Wasser auffüllen, schütteln – fertig. Falls Ihr Kind nicht exakt auf einer 4:1-Diät ist, einfach entsprechende Menge Öl bzw. Apfelsaft hinzufügen.

Mandelmus-Drink

- Mandelmus
- Sahne
- Rapsöl

- Süßstoff
- evtl. Mandelaroma

Zutaten mischen, mit Wasser auffüllen und kräftig schütteln.

Schoko-Nuss-Milch

- Schlagsahne
- Erdnussbutter
- Kakaopulver
- Rapsöl
- Süßstoff

Zutaten mischen, mit Wasser auffüllen und kräftig schütteln.

Exquisa-Drink

Obwohl man bei den meisten Zutaten keine fettreduzierten Lebensmittel verwenden soll, gibt es doch von Exquisa einen Quark, der gut für die Diät geeignet ist. Exquisa natur 0,2 % Quarkzubereitung. 100 g dieses Quarks enthalten 8 g Protein, 0,2 g Fett und 3,5 g Kohlenhydrate. Man kann diesen Quark einerseits als Grundlage eines Milchshakes andererseits aber auch als Grundlage für eine Quarkmahlzeit nutzen.

- Exquisa Quark (0,2 %)
- Rapsöl
- Süßstoff
- Zitronensaft von Hitchcock

Die Zutaten mischen, mit Wasser auffüllen und schütteln.

Fruchtdrink

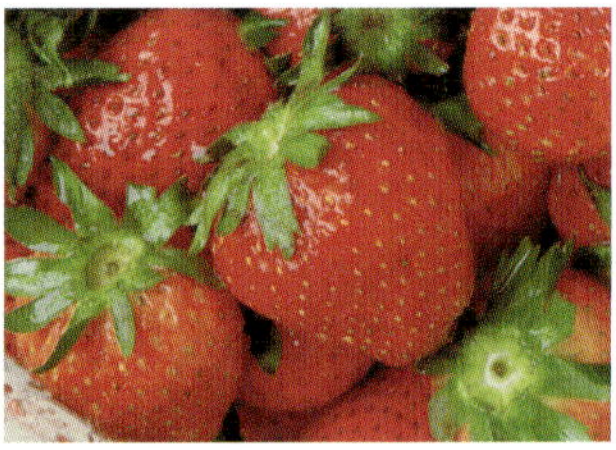

- Sahne
- Öl
- Erdbeeren
- Süßstoff
- Vanillearoma

Die Zutaten mischen, mit Wasser auffüllen und pürieren.

Brotersatz

Falls Sie gerne einen Ersatz für Brot hätten, können Sie ketogene Fladen backen. Diese Fladen müssen natürlich in die vollständige Mahlzeit mit eingerechnet werden. Das heißt, Sie müssen weiteren Brotaufstrich einrechnen oder falls Sie die Fladen als Beilage zu einer Hauptmahlzeit servieren, diese als einen Bestandteil Ihrer Rechnung mit aufnehmen. Normales Brot hat ca. 50 g Kohlenhydrate pro 100 g. Die hier beschriebenen Fladen haben 7,3 g Kohlenhydrate pro 100 g.

- 90 g Ei
- 80 g Quark 40 %
- 20 g Crème fraîche 30 %
- 10 g Leinsamen, geschrotet, Schneekoppe
- 10 g Sojaschrot, Hensel
- 3 g Nestargel
- Salz

Die Eier trennen und das Eiklar zu Schnee schlagen und zur Seite stellen. Alle anderen Zutaten miteinander verrühren. Zum Schluss eine Prise Salz und Eischnee unterheben.

Die Masse hat eine Gesamtmenge von 213 g. Sie können 7–10 Fladen hieraus backen (ca. 30 Minuten bei 180 Grad). Die Fladen müssen nicht alle gleich groß sein, da man sie vor dem Verzehr erneut wiegen muss, um sie in die Mahlzeit einzurechnen.

Pro 100 g enthalten die Fladen:

- 11,8 g Protein,
- 13 g Fett,
- 7,3 g Kohlenhydrate.

»Protein-Brot«

- Eiweiß
- Salz

Schlagen Sie das Eiweiß mit der Gabel, machen Sie es aber nicht zu festem Eischnee! Formen Sie aus Alufolie kleine Auflaufförmchen und backen Sie es bei 150 Grad für 10–15 Minuten.

Mahlzeit mit einem ketogenen Brotfladen

Sie können versuchen, Ihrem Kind diesen Brotersatz mit Butter und Auflage oder mit Butter und einem Salat zu servieren. Der Geschmack der Kinder trennt sich bei dieser Mahlzeit deutlich. Einige Kinder essen gerne sehr viel Butter, während andere diese Mahlzeit gänzlich ablehnen.

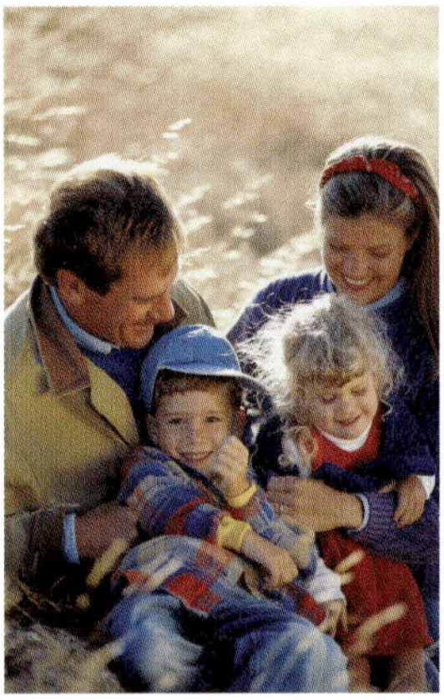

- ketogener Brotfladen
- Butter
- Paprika
- Mayonnaise
- Kräutersalz

Wiegen Sie die Butter ab und füllen Sie sie in ein Schälchen, wenn Ihr Kind schon alleine Brote schmieren kann (oder Sie bestreichen den Fladen). Schneiden Sie die Gemüsepaprika klein und mischen sie mit der Mayonnaise. Zum Schluss würzen Sie etwas mit Kräutersalz.

Leckere Snacks für besondere Gelegenheiten

Russische Eier

- gekochtes Ei
- Mayonnaise
- Kaviarersatz

Schneiden Sie den benötigten Teil des hart gekochten Eies ab. Vermischen Sie das Eigelb mit der Mayonnaise. Streuen Sie den Kaviarersatz über die Masse. Achten Sie bei älteren Kindern darauf, etwas mehr Kaviarersatz zu servieren (und dafür beim Ei etwas zu sparen). Kaviarersatz zu essen macht vielen Kindern Spaß.

Schinkenröllchen

- gekochter Schinken
- Spargel aus der Dose
- Mayonnaise
- Kopfsalat

Den Kopfsalat mit gekochtem Schinken belegen. Die Mayonnaise auf den Schinken streichen und den Spargel auf der Fläche verteilen. Den Salat vorsichtig aufrollen und mit einem scharfen Messer in 2 cm dicke Scheiben schneiden. Auf einem Salatblatt servieren.

Angemachter Camembert (Obazda)

- Camembert (60 % Fett i. Tr.)
- Butter
- Zwiebel
- Paprika, Salz, Pfeffer
- Erdnuss-Flips

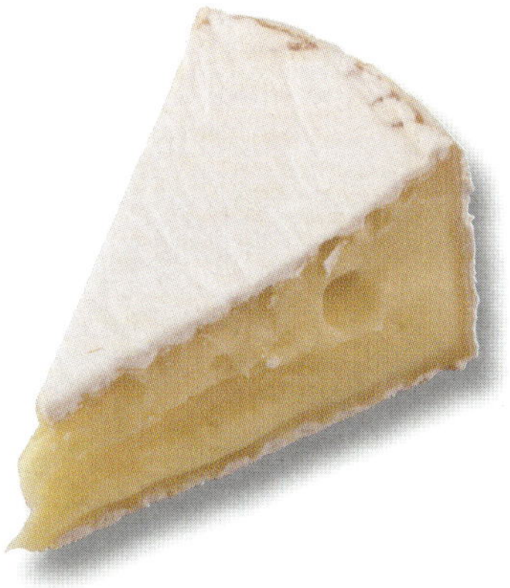

Zu etwa gleichen Teilen werden der gewürfelte Camembert und die Butter geknetet. Kleingehackte Zwiebeln unterrühren. Mit Paprika, Salz und Pfeffer würzen. Mit Erdnuss Flips garnieren.

Gefüllte Avocado mit Krabben

- Avocado
- Krabben
- Mayonnaise
- Tomatenmark

Die Avocado zunächst halbieren und sehr gut aushöhlen. Mayonnaise mit Tomatenmark vermischen. Avocado und Krabben in die ausgehöhlte Avocadoschale füllen und mit dem Dressing vermischen.

Salate

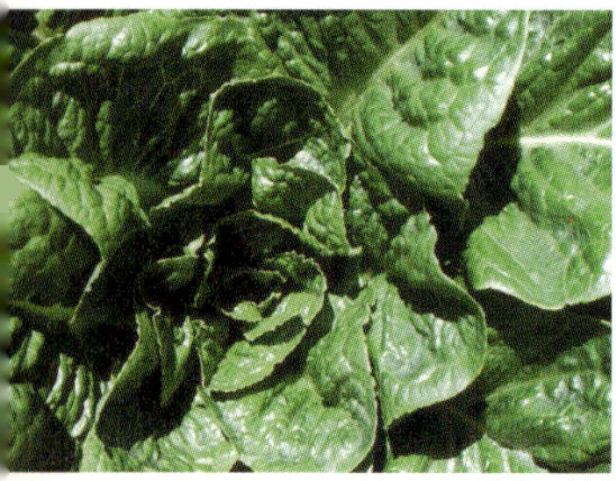

Salate (mit Ausnahme des bunten Salates) können sehr gut vorbereitet werden, halten sich für ein bis zwei Tage im Kühlschrank und brauchen vor dem Verzehr nicht aufgewärmt zu werden. Ideal also zum Mitnehmen!

Thunfischsalat

Achten Sie darauf, dass Sie den Thunfisch in Wasser eingelegt kaufen (z. B. von Saupiquet, Thunfisch-Filets, Naturale – ohne Öl) und nicht in Öl eingelegt (das Abmessen wäre zu ungenau). Thunfisch hat einen hohen Eiweißgehalt und kann somit gut in der Diät eingesetzt werden.

- Thunfisch
- Mayonnaise
- Eisbergsalat

Ziehen Sie den Thunfisch etwas auseinander. Geben Sie die Mayonnaise hinzu und vermischen Sie beides. Eventuell mit Salz und Pfeffer würzen und den klein geschnittenen Eisbergsalat unterheben.

Eiersalat/Hühnersalat/Fleischsalat

Hühnchenbrust ist eine ideale Proteinquelle. Nachdem man ja nur geringe Mengen des Fleisches benötigt, bietet es sich an, gleich mehrere Mahlzeiten mit Hühnchenfleisch einzuplanen.

- Eier oder Hühnchenfleisch oder Fleischwurst
- Mayonnaise
- Tomaten
- Eisbergsalat
- Salz und Pfeffer

Eier, Hühnchenfleisch oder Fleischwurst, Tomaten und Eisbergsalat klein schneiden. Mit der Mayonnaise vermischen und mit Salz und Pfeffer würzen.

Bunter Salat

- Avocado
- Tomate
- Gurke
- Blattsalat

- Mayonnaise
- Essig
- Öl
- Salz und Pfeffer

Die frischen Zutaten klein schneiden. Das Dressing mit Mayonnaise, Essig und Öl abschmecken.

Salatdressing mit selbst gemachter Mayonnaise

- Eigelb
- Zitrone
- Öl
- Salz

Das Eigelb rühren und die Zitrone einträufeln. Dann mit dem Mixer das (am besten vorher leicht erwärmte) Öl Tropfen für Tropfen zufließen lassen (Gerinnungsgefahr).

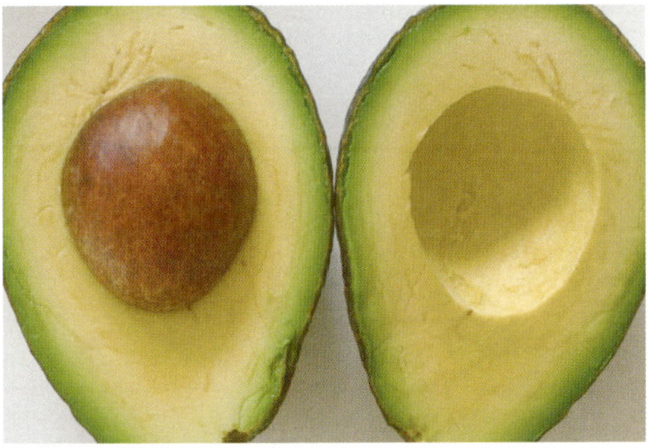

Die Mayonnaise kann im Kühlschrank zwei bis drei Tage aufbewahrt werden. Aus dieser Grundsubstanz können viele Saucen hergestellt werden:

- Cocktail-Sauce: Grundrezept mit Tomatenmark und evtl. einem Spitzer Tabasco mischen (neu berechnen), evtl. Salz und Pfeffer.
- Curry-Mayonnaise: Grundrezept mit Curry mischen.
- Dill-Mayonnaise: Grundrezept mit Dill mischen.
- Gorgonzola-Mayonnaise: Grundrezept mit Gorgonzola und etwas Essig (neu berechnen) mischen.
- Limetten-Mayonnaise: Grundrezept mit Limettensaft mischen (neu berechnen).
- Meerrettich-Mayonnaise: Grundrezept mit Meerrettich mischen (neu berechnen).
- Nuss-Mayonnaise: Grundrezept mit geriebenen Nüssen, z. B. Walnüssen (neu berechnen) mischen.

- Remoulade: Grundrezept mit Gurke (neu berechnen), Kräutern und evtl. Salz und Pfeffer mischen.
- Senf-Mayonnaise: Grundrezept mit mittelscharfem Senf mischen (neu berechnen), evtl. Salz und Pfeffer.

Natürlich können Sie auch bereits fertige Mayonnaise mit den verschiedenen Geschmacksrichtungen verfeinern.

Hauptgerichte

Falls Sie gerne Speisen im Ofen überbacken, achten Sie bitte darauf, eine sehr kleine Auflaufform zu benutzen. Servieren Sie die Mahlzeit in dieser Auflaufform, damit das Öl auch komplett verzehrt wird.

Wenn man sehr viel Öl in der Diät benutzt, kann es bei einigen Rezepten vorkommen, dass die »Beilagen« in Öl schwimmen. Es hat sich als hilfreich herausgestellt, eine Komponente bzw. einen Teil einer Komponente des Essens zu pürieren.

Broccoli mit Sauce hollandaise

- Broccoli
- Butter
- Sauce hollandaise (z. B. von Thomy)
- Ei

Die Butter in einem kleinen Topf erhitzen und die Sauce hollandaise hinzufügen. Evtl. mit Salz nachwürzen. Die Sauce über den gekochten Broccoli gießen. Ei in der Mikrowelle backen und als Beilage servieren.

Dieses Rezept kann auch mit Blumenkohl abgewandelt werden. Man kann auch Käse zum Überbacken des Gemüses und Schinken (statt Ei) mit einrechnen.

Hähnchenbrust mit Spinat

- Hähnchenbrust
- Tomate
- Gouda
- Spinat
- Öl

Die Hähnchenbrust anbraten. Mit Tomate und Gouda überbacken. Den Spinat kochen und das Öl unterheben.

Rotbarsch in Senfsauce

- Rotbarsch
- Öl
- Crème double
- Senf
- Möhren

Den Rotbarsch mit Salz und Pfeffer würzen und in etwas Öl anbraten. Crème double und den Senf hinzufügen und schmelzen lassen. Die Möhren in kleine Scheiben schneiden, kochen und als Beilage servieren.

Omelett mit Erbsen

- Ei
- Sahne
- Öl
- Sojamehl
- durchwachsener Speck
- Erbsen (tiefgefroren)

Lassen Sie die Erbsen auftauen und schneiden Sie den Speck in kleine Stücke. Vermischen Sie alle Zutaten und backen Sie in einer kleinen beschichteten Pfanne das Omelett.

Einfaches Omelett

- Ei
- Sahne
- Öl
- Früchte oder Gemüse
- Saccharin oder Salz und Pfeffer

Dieses Omelett ist schnell zubereitet und kann mit vielen verschiedenen Obst- oder Gemüsesorten variiert werden.

Bratwurst und Rotkohl

- Bratwurst
- Rotkohl
- Öl
- Crème double
- Tomatenmark

Die Bratwurst klein schneiden und im Öl anbraten. Crème double und Tomatenmark hinzugeben. Rotkohl erwärmen. Rotkohl saugt relativ gut Fett ein, so dass noch etwas Fett hier versteckt werden kann.

Zucchini mit Hack

- Zucchini
- Crème double
- Öl
- Schweinehack
- Tomatenmark

Hack mit Salz und Pfeffer und etwas Paprikagewürz würzen und im Öl anbraten. Crème double mit dem Tomatenmark verrühren und unterheben. Zucchini anbraten und würzen. Die Zucchini können entweder untergehoben oder als Beilage serviert werden.

Gemüsefrikadelle mit Tomaten-Paprika-Gemüse

- Feta (45 % Fett)
- Möhren (gekocht)
- Oliven schwarz
- Crème double
- durchwachsener Speck (sehr dünn geschnitten)
- Öl
- Tomaten
- Paprika
- Zitronensaft (Hitchcock)
- Öl
- Salz und Pfeffer

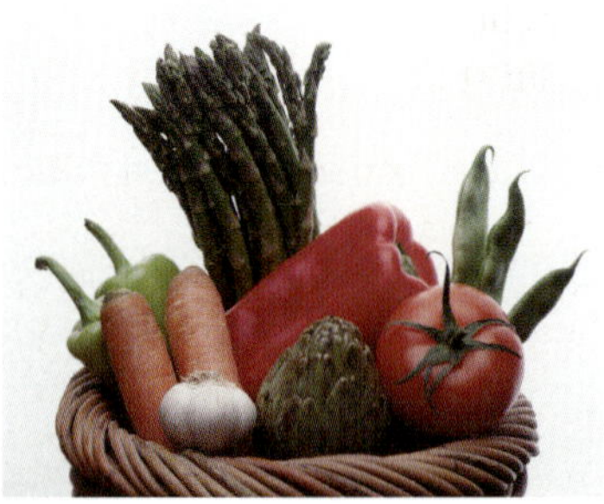

Die gekochte Möhre in dünne Scheiben schneiden. Mit dem Feta, der Crème double, und den klein geschnittenen Oliven vermischen. Die Masse zu einer Frikadelle formen und mit dem durchwachsenen Speck einwickeln. In Öl anbraten.

Für das Tomaten-Paprika-Gemüse die Tomaten und Paprika in mundgerechte Stücke schneiden, mit Zitronensaft beträufeln und in Öl garen.

Achten Sie darauf, das ganze Öl aus der Pfanne über das Gemüse und die Frikadelle zu geben.

Desserts und Kleinigkeiten

Heidelbeerquark

- Quark (40 % Fett)
- Schlagsahne (30 % Fett)
- Heidelbeeren (frisch)
- Öl
- Süßstoff

Bereiten Sie Ihrem Kind Quark in einem ausgewaschenen Joghurtbecher (mit gut schließendem Deckel) zu. Dies kann als Zwischenmahlzeit mit in die Schule genommen werden.

Alle Zutaten verrühren und mit Saccharin abschmecken. Dieser Quark kann in vielen verschiedenen Geschmacksrichtungen hergestellt werden! Alle Arten von Beeren eignen sich hervorragend.

Eiscreme

- Sahne
- beliebige Obstsorten und Geschmacksrichtungen
- Süßstoff

Sie können die Sahne mit ganz verschiedenen Geschmacksrichtungen kombinieren. 100 g Sahne haben eine Ratio von 5,36:1. Das bedeutet, dass noch einige Kohlenhydrate zugefügt werden können. Wiegen Sie dann die einzelnen Portionen ab und frieren Sie sie ein.

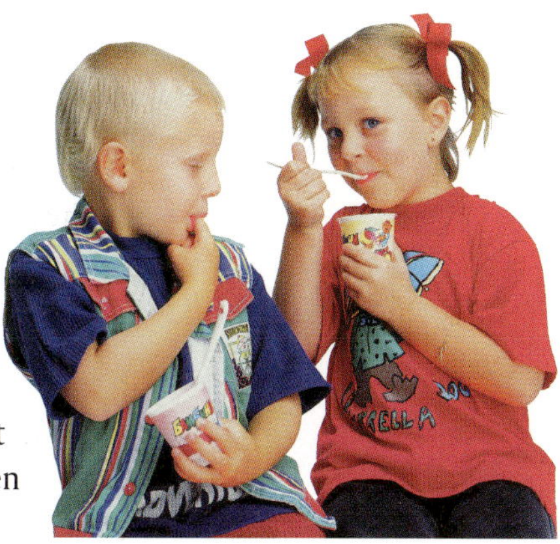

Cola-Eis

- Sahne
- Cola light
- gemahlene Nüsse

Etwa zu gleichen Teilen die Sahne und die Cola light vermischen. Das ketogene Verhältnis mit gemahlenen Nüssen erniedrigen. In Eisbehälter füllen und einfrieren.

Erdbeer-Eis

- Sahne
- Erdbeeren
- Süßstoff

Die Erdbeeren pürieren und mit der Sahne und dem Süßstoff vermischen. In Eisbehälter füllen und einfrieren.

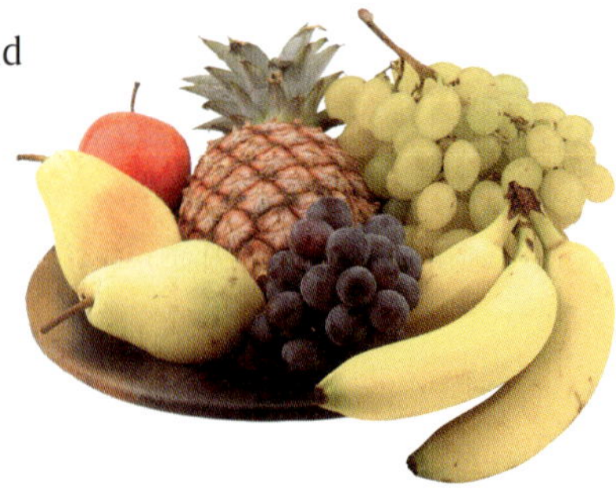

Erdnusskugeln

- Erdnusscreme
- Butter
- Kokosfett gehärtet
- Quark (40 % Fett)

Kokosfett schmelzen lassen. Alle Zutaten miteinander verrühren. Mit Süßstoff abschmecken und im Kühlschrank hart werden lassen. Kleine Bällchen formen und je nach Tagesplan abwiegen und mit berechnen.

Ketogenes Nutella

- Butter
- Haselnussmus
- Kakaopulver

Butter weich werden lassen und schaumig schlagen. Haselnussmus und Kakao verrühren und mit Saccharin abschmecken. In den Kühlschrank stellen. Dies kann als Aufstrich für das ketogenen Brot verwendet werden.

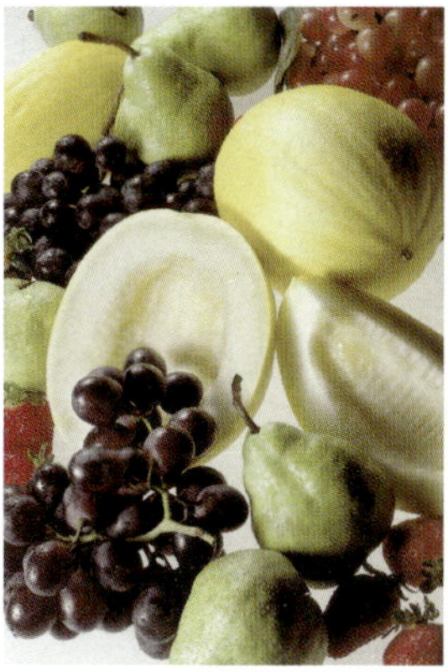

Ketogener Käsekuchen

- Crème double von Dr. Oetker
- Doppelrahmfrischkäse
- vermischtes Ei
- Butter
- Obst (z. B. Erdbeeren)
- Sahne (nur zum Verzieren)
- Süßstoff
- Backaroma (z. B. Zitrone)

Alle Zutaten – bis auf das Obst und evtl. die Sahne – zu einem glatten Teig vermischen. In eine kleine feuerfeste Form geben und ca. 25 Minuten bei 160 °C backen oder bis der Kuchen goldbraun ist. Das Obst auf dem Kuchen verteilen und den Kuchen evtl. mit ein wenig geschlagener Sahne verzieren.

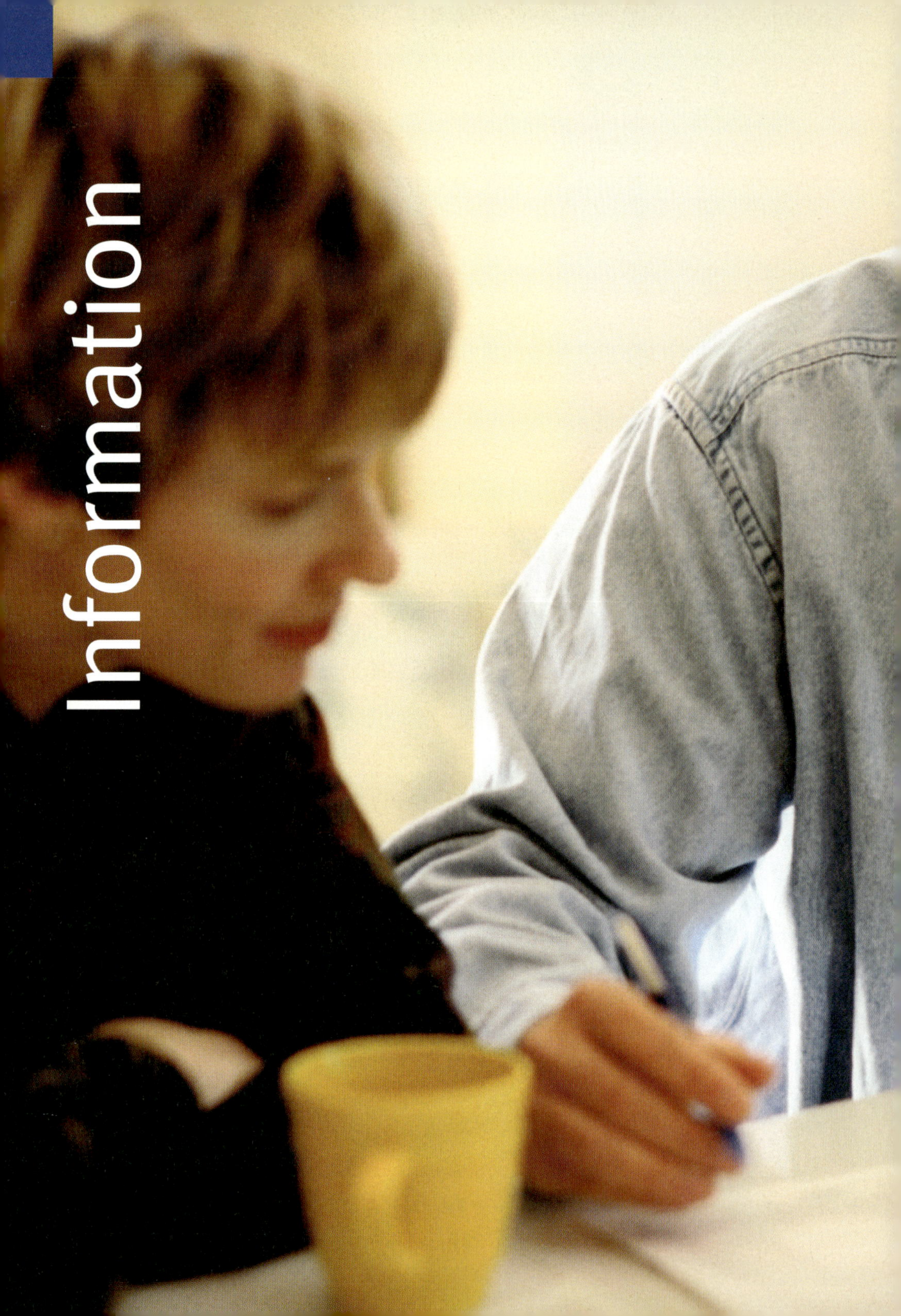
Information

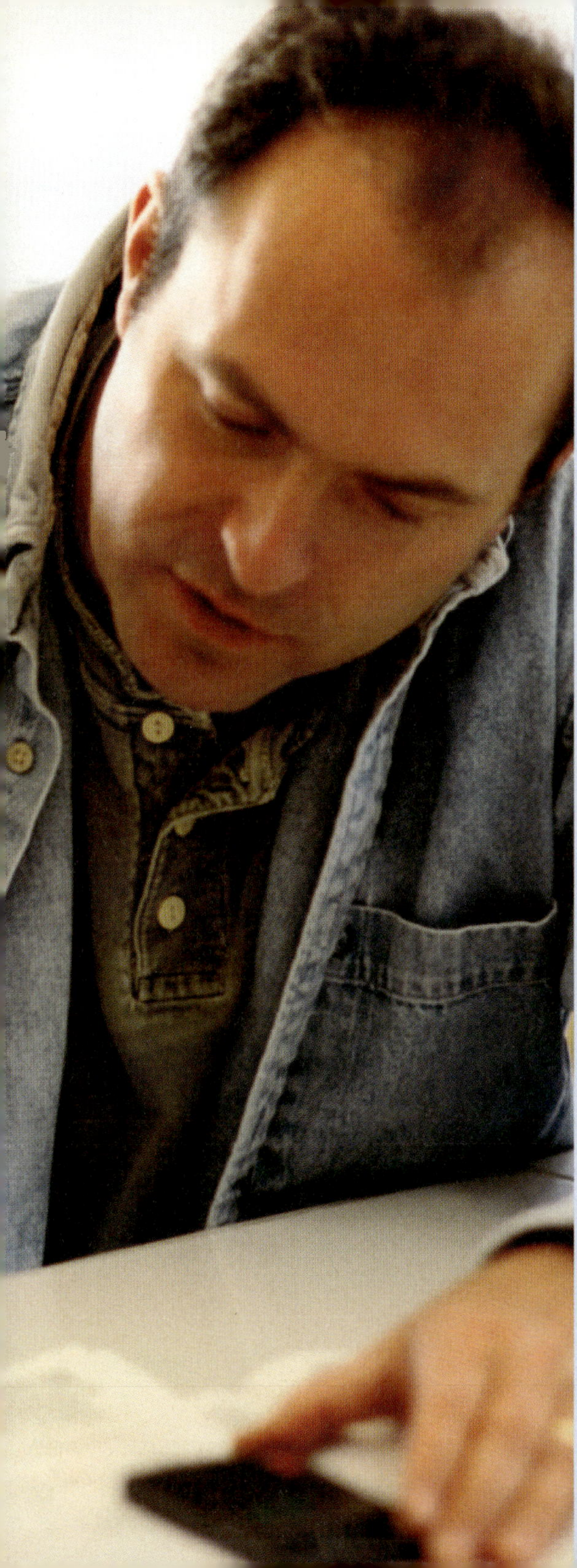

Weitere Infos

Hier finden Sie zusätzliche Informationen, Empfehlungen zu Büchern, Adressen und Internetseiten, Vorlagen zur Dokumentation sowie eine Tabelle zum Kohlenhydratgehalt von Medikamenten.

Nährstoffgehalt geeigneter Lebensmittel

Die folgenden Tabellen zeigen an, welche Lebensmittel in der ketogenen Diät bevorzugt zu verwenden sind. Alle Angaben beziehen sich auf Inhaltsstoffe pro 100 g. Die Daten stammen aus dem Buch: »Die große GU Nährwert Kalorientabelle« (siehe S. 172). Falls Sie sich das Buch kaufen, da Sie vielleicht andere Rezepte mit nicht aufgeführten Produkten berechnen möchten, müssen Sie beachten, dass Sie in der Spalte Kohlenhydrate die verwertbaren und nicht verwertbaren Kohlenhydrate addieren müssen.

Öle und Fette

Achten Sie beim Kauf von Öl darauf, dass die Inhaltsstoffe gekennzeichnet sind. Falls keine Angaben auf den Flaschen gemacht werden, sind in der folgenden Tabelle die Durchschnittswerte der Produkte zusammengefasst. In Einzelfällen werden MCT-Öle empfohlen, die zu einer höheren Ketose führen. MCT-Öle (mittelkettige Triglyceride) sind pflanzliche Öle, die für Sonderzwecke in der Medizin eingesetzt werden.

Sie werden im Dünndarm schnell resorbiert, direkt zur Leber transportiert und dort rasch von den Zellen aufgenommen. MCT-Öle sind natürlicherweise in Kokosöl, Palmkernöl, Butter, Milch und Käse enthalten. Reine MCT-Öle sind kein Naturprodukt, sondern werden industriell hergestellt. Die MCT-Öle werden im Allgemeinen von den Kindern nicht so gut vertragen, sodass sie eben nur in Einzelfällen eingesetzt werden.

Achten Sie insbesondere bei der Mayonnaise auf die Inhaltsstoffe. Hier werden viele Diät- und light-Produkte auf dem Markt angeboten. Kaufen Sie nur Mayonnaise mit 80 % Fett.

Tabelle: Öle und Fette (alphabetisch sortiert)

	Protein (g pro 100 g)	Fett (g pro 100 g)	Kohlenhydrate (g pro 100 g)
Distelöl	0,0	99,9	0,0
Kokosfett (gereinigt)	0,8	99,0	0,0
Olivenöl	0,0	99,6	0,2
Rapsöl	0,0	100	0,0
Sesamöl	0,0	99,5	0,0
Sonnenblumenöl	0,0	99,8	0,0
Walnussöl	0,0	99,5	0,0
Butter	0,7	83,2	0,7
Margarine	0,2	80,0	0,4
Mayonnaise (80 % Fett)	1,1	78,9	3,0

Milchprodukte

Tabelle: Milchprodukte (geordnet nach Fettanteil pro 100 g)

	Protein (g pro 100 g)	Fett (g pro 100 g)	Kohlenhydrate (g pro 100 g)
Dr. Oetker Crème double	2,4	43,0	2,9
Schlagsahne 30 % Fett	2,4	31,7	3,4
Speisequark 40 % Fett	11,1	11,4	2,6
Exquisa natur 0,2 %	8,0	0,2	3,5

Nüsse

Die Reihenfolge der Nüsse in der Tabelle ergibt sich nach der Eignung für die Diät. Pekan- und Macadamianüsse sind aufgrund ihres hohen Fettgehaltes und relativ niedrigen Proteins und Kohlenhydratgehaltes sehr gut in der Diät einsetzbar. Falls Ihr Kind den Geschmack von Kokosmilch mag, können Sie auf dieser Basis ebenfalls Getränke herstellen.

Tabelle: Nüsse (geordnet nach Diäteignung)

	Protein (g pro 100 g)	Fett (g pro 100 g)	Kohlenhydrate (g pro 100 g)
Kokosmilch	0,3	0,2	1,4
Pekannuss	9,3	72,0	13,9
Macadamianuss	7,5	73,0	15,9
Haselnuss	13,0	61,0	18,8
Walnuss	15,0	62,0	18,2
Kokosraspel	5,6	62,0	30,4
Mandeln	19,0	54,0	18,9
Pistazienkerne	20,8	51,6	24,0
Sonnenblumenkerne	26,5	49,0	18,6
Erdnuss	26,0	48,1	19,2
Cashewnuss	17,2	42,0	33,4

Fleisch und Fisch

Über Schweine-, Rind- und Geflügelfleisch sowie Fisch wird (neben Eiern) der Proteinanteil in der Mahlzeit gedeckt. Am Anfang der Tabellen stehen immer die am besten geeigneten Lebensmittel. Das bedeutet jedoch nicht, dass Sie z. B. bei den Wurstwaren die Fleischwurst oder den durchwachsenen Speck nicht einsetzen sollten. Achten Sie jedoch darauf, auch mageres Fleisch in die Diät mit aufzunehmen.

Tabelle: Fleisch, Geflügel, Fisch (geordnet nach Eiweißanteil pro 100 g)

	Protein (g pro 100 g)	Fett (g pro 100 g)	Kohlenhydrate (g pro 100 g)
Schweinefleisch			
Schweineschnitzel	22,2	1,9	0,0
Schweinefilet	21,5	2,0	0,0
Schweinskotelett	20,3	7,6	0,0
Kasseler	20,9	17,0	0,0
Schweinemett	17,5	27,5	0,0
Rindfleisch			
Rinderfilet	21,2	4,0	0,0
Rinderhack	22,5	14,0	0,0
Hackfleisch (halb u. halb)	20,0	20,0	0,0
Geflügel			
Putenbrust	24,1	1,0	0,0
Hähnchenbrust	22,2	6,2	0,0
Putenkeule	20,5	3,6	0,0
Hähnchenkeule	18,2	11,2	0,0
Fisch und sonstige Meerestiere (frisch)			
Forelle	19,5	2,7	0,0
Garnelen	18,6	1,4	0,0
Rotbarsch	18,2	3,6	0,0
Kabeljau	17,7	0,6	0,0
Lachs (Salm)	19,9	13,6	0,0
Thunfisch (frisch)	21,5	15,5	0,0
Aal	15,0	24,5	0,0
Fisch (geräuchert und in Dosen)			
Thunfisch in Wasser	25,0	0,8	0,0
Krabben in Dosen	17,4	2,5	0,0

Fortsetzung: Fleisch, Geflügel, Fisch

	Protein (g pro 100 g)	Fett (g pro 100 g)	Kohlenhydrate (g pro 100 g)
Lachs geräuchert	28,5	19,4	0,0
Schillerlocken	21,3	24,1	0,0
Aal geräuchert	17,9	28,6	0,0
Kaviarersatz	14,0	6,5	0,0

Wurst und Käse

Kaufen Sie abgepackte Wurst, deren Inhaltsstoffe gekennzeichnet sind. Bleiben Sie bei den einmal gewählten Herstellern. Beim Markenwechsel müssen Sie die nötigen Mengen neu berechnen.

Tabelle: Wurstwaren (geordnet nach Eiweißanteil pro 100 g)

	Protein (g pro 100 g)	Fett (g pro 100 g)	Kohlenhydrate (g pro 100 g)
Cervelatwurst	20,3	34,8	0,0
Schinken (gekocht)	19,5	12,8	0,0
Salami	18,5	33,0	0,0
Schinken (roh)	16,9	35,0	0,0
Bierschinken	16,6	11,4	0,0
Bockwurst	12,3	25,3	0,0
Fleischwurst	9,9	28,5	0,0
Speck, durchwachsen	9,1	65,0	0,0

Kaufen Sie abgepackten Käse, dessen Inhaltsstoffe gekennzeichnet sind. Bleiben Sie bei den einmal gewählten Herstellern. Beim Markenwechsel müssen Sie die nötigen Mengen neu berechnen.

Tabelle: Käse (geordnet nach Eiweißanteil pro 100 g)

	Protein (g pro 100 g)	Fett (g pro 100 g)	Kohlenhydrate (g pro 100 g)
Parmesan 37 %	35,6	25,8	0,1
Gruyère 45 %	26,9	32,1	0,0
Gouda 48 %	22,7	28,0	0,0
Brie 50 %	22,6	27,9	0,1
Gorgonzola	19,4	31,2	0,0
Mozzarella	18,6	19,8	0,0
Camembert 60 %	17,9	34,0	0,0
Feta 45 %Fett i. Tr.	17,0	18,1	0,5
Schmelzkäse 40 %	14,4	23,6	0,0
Körniger Frischkäse	13,6	2,9	0,0
Bavaria Blue 70 %	13,2	40,0	0,0
Mascarpone	4,6	47,5	3,6

Obst

Alle Obstsorten, die weniger als 10 g Kohlenhydrate pro 100 g haben, sind für die Diät sehr gut geeignet. Insbesondere gilt dies für schwarze Oliven und Avocados.

Tabelle: Obst (geordnet nach Kohlenhydratgehalt pro 100 g)

	Protein (g pro 100 g)	Fett (g pro 100 g)	Kohlenhydrate (g pro 100 g)
Limone	0,5	2,4	1,9
Olive (grün)	1,4	13,3	4,2
Papaya	0,6	0,1	4,3
Olive (schwarz)	2,2	35,8	4,9
Guave	0,9	0,5	6,0
Melone (grün)	1,0	0,0	6,3

Fortsetzung: Obst

	Protein (g pro 100 g)	**Fett** (g pro 100 g)	**Kohlenhydrate** (g pro 100 g)
Avocado	1,9	23,5	6,7
Erdbeere	0,8	0,4	7,1
Zitrone	0,7	0,6	7,5
Johannisbeere (rot)	1,1	0,2	8,4
Wassermelone	0,6	0,2	8,5
Grapefruit	0,6	0,2	9,1
Preiselbeere	0,3	0,5	9,1
Brombeere	1,2	1,0	9,4
Himbeere	1,3	0,3	9,5
Apfelsine	1,0	0,2	9,9
Aprikose	1,0	0,1	10,0
Stachelbeere	0,8	0,2	10,0
Heidelbeere	0,7	0,6	11,0
Sauerkirsche (roh)	0,9	0,5	11,0
Kiwi	0,9	0,6	11,2
Pfirsich	0,7	0,1	11,3
Pflaume	0,6	0,2	11,8
Mandarine	0,6	0,3	12,2
Honigmelone	0,9	0,1	13,1
Apfel	0,3	0,6	13,4
Ananas	0,4	0,2	13,9
Nektarine	0,9	0,0	14,4
Mango	0,5	0,5	14,5
Kirschen (süß)	0,9	0,3	14,6
Birne	0,5	0,3	15,7
Weintrauben	0,7	0,3	16,7
Banane	1,0	0,2	23,2

Gemüse

Auch hier gilt wieder, dass Gemüsesorten, die weniger als 10 g Kohlenhydrate pro 100 g enthalten, besser für die Diät geeignet sind. Blattsalate sollten jeden Tag in die Diät mit eingerechnet werden. Im amerikanischen Raum dürfen zwei Salatblätter täglich zusätzlich (ohne Berechnung) gegeben werden.

Tabelle: Gemüse (geordnet nach Kohlenhydratgehalt pro 100 g)

	Protein (g pro 100 g)	Fett (g pro 100 g)	Kohlenhydrate (g pro 100 g)
Bambussprossen	2,5	0,3	1,0
Spargel (gekocht)	1,7	0,1	2,2
Feldsalat	1,8	0,4	2,2
Spargel (in Dosen)	1,9	0,1	2,3
Salatgurke	0,6	0,2	2,3
Eisbergsalat	0,7	0,3	2,5
Kopfsalat	1,3	0,2	2,5
Spinat (gekocht)	2,3	0,3	2,6
Mangold (roh)	2,1	0,3	2,7
Zucchini	1,6	0,4	3,3
Chicorée (roh)	1,3	0,2	3,6
Radieschen (roh)	1,1	0,1	3,6
Tomate (roh)	1,0	0,2	3,6
Brunnenkresse (roh)	1,6	0,3	3,8
Blumenkohl (gekocht)	2,1	0,2	4,0
Broccoli (gekocht)	2,8	0,2	4,7
Kohlrabi (roh)	2,0	0,1	5,1
Aubergine (roh)	1,2	0,2	5,3
Lauch (roh)	2,2	0,3	5,5
Möhren (gekocht)	0,8	0,2	5,6
Paprika (roh)	1,2	0,3	6,5

Fortsetzung: Gemüsse

	Protein (g pro 100 g)	Fett (g pro 100 g)	Kohlenhydrate (g pro 100 g)
Kürbis (roh)	1,0	0,1	7,2
Schnittlauch (roh)	3,6	0,7	7,6
Kartoffeln	2,0	0,1	16,9

Sonstiges

Bitte kaufen Sie auch aus dieser Liste hauptsächlich Lebensmittel, auf denen die Inhaltsstoffe angegeben sind. Dies betrifft insbesondere Senf, Sahne-Meerrettich und Sojamehl.

Tabelle: Sonstiges (alphabetisch geordnet)

	Protein (g pro 100 g)	Fett (g pro 100 g)	Kohlenhydrate (g pro 100 g)
Eier (gesamt)	12,8	11,3	0,7
Eigelb	16,1	31,9	0,3
Eiklar	11,1	0,7	0,4
Erdnuss-Flips (Lorenz)	13,0	24,0	56,0
Essig	0,0	0,0	5,3
Fette Brühe (Knorr)	22	26,5	6,0
Knoblauch	6,1	0,1	28,4
Kakaopulver (schwach entölt)	20	24	41
Sahne-Meerrettich	3	25	11
Senf (mittelscharf)	5,9	6,3	5,3
Sojamehl, vollfett	40,8	20,6	21,6
Tomatenmark	2,3	0,5	6,0
Zitronensaft (Hitchcock)	0,4	0,1	1,7

Zusätzliche Informationen für Fachpersonal

Im Folgenden finden Sie wichtige Fachinformationen zur ketogenen Diät für Klinik und Praxis.

Absolute Kontraindikationen

Störungen der Fettsäure-Beta-Oxidation

Angeborene Störungen der Fettsäure-Beta-Oxidation betreffen bei uns 1 von 8000 bis 10.000 Neugeborenen. Das bedeutet, in Deutschland werden jedes Jahr 75 bis 90 Kinder mit dieser Erkrankung geboren. Diese Kinder können Fette nicht vollständig abbauen. Sie benötigen daher eine kohlenhydratreiche Ernährung und dürfen nicht zu lange Nahrungspausen haben. Bei allen Neugeborenen in Deutschland wird in den ersten Lebenstagen Blut abgenommen, um nach angeborenen Stoffwechselerkrankungen zu suchen, und fast überall wird auch nach Fettsäure-Beta-Oxidationsstörungen gefahndet. Nicht immer lassen sich diese Erkrankungen schon so früh ganz sicher nachweisen.

Unter ketogener Diät würde es bei diesen Kindern zu einem massiven Anstau von Fettsäuren kommen. Fettsäuren könnten nicht weiter zur Energiegewinnung abgebaut werden. Dies würde sehr schnell zu einem lebensbedrohlichen Energiemangel mit Unterzuckerung, Stoffwechselentgleisung, Funktionsausfall von Leber und Gehirn und raschem Tod der betroffenen Kinder führen.

Störungen der Ketonkörperbildung und des -abbaus

Sehr viel seltener sind angeborene Störungen der Bildung und des Abbaus von Ketonkörpern. Auch hier handelt es sich um angeborene Stoffwechselstörungen im Fettstoffwechsel bei einem ungestörten Kohlenhydratstoffwechsel.

In der Fettsäure-Beta-Oxidation wird Acetyl-CoA gebildet, das in den Zitronensäurezyklus zur Energiegewinnung eingeschleust wird. Im Fastenzustand werden verstärkt körpereigene Fette abgebaut. Es wird mehr Acetyl-CoA gebildet als der Zitronensäurezyklus weiter verarbeiten kann. Acetyl-CoA wird dann in Ketonkörper umgewandelt, die weiter verstoffwechselt oder im Urin ausgeschieden werden.

Bei einer Ketonkörperbildungsstörung kann Acetyl-CoA nicht zu Ketonkörpern umgewandelt werden. Im Fastenzustand wird Acetyl-CoA in den Zellen angehäuft und hemmt viele lebensnotwendige Stoffwechselreaktionen der Zelle, sodass die Energiegewinnung in verschiedenen Organen gestört ist. Beim Fasten erfolgt die Energiegewinnung aus dem Abbau körpereigener Fette. Bei Kindern mit Ketonkörperbildungsstörung kann es schon nach kurzem Fasten zu lebensbedrohlicher Unterzuckerung mit Funktionsstörungen von Gehirn und Leber kommen.

Bei ketogener Diät erfolgt die Energiegewinnung fast ausschließlich aus den zugeführten Nahrungsfetten. Eine ketogene, fast nur aus Fetten bestehende Diät würde bei Patienten mit einer Ketonkörperbildungsstörung zu einem exzessiven Anstieg von Acetyl-CoA führen, ohne dass diese in Ketonkörper umgewandelt werden könnte. Andererseits führt die stark reduzierte Kohlenhydratzufuhr bei ketogener Diät zu einem Mangel an Kohlenhydraten, sodass unter ketogener Diät wie beim Fasten rasch lebensbedrohliche Hypoglykämien mit einem Funktionsausfall von Leber, Gehirn und anderen Organen auftreten würden.

Ketonkörper werden unter Energiegewinnung normalerweise in zwei Schritten zu Acetacetyl-CoA abgebaut. Bei einer angeborenen Ketonkörperabbaustörung (Ketolysestörung) sind diese Schritte gestört. Bei betroffenen Patienten darf keine ketogene Diät eingeleitet werden, da diese sonst zu einem massiven Anstau von Ketonkörpern mit schwerer Stoffwechselentgleisung mit Unterzuckerung, Übersäuerung, Koma, irreversiblen neurologischen Störungen und Tod des Patienten führen könnte.

Carnitin-Stoffwechselstörungen

Carnitin wurde erstmals 1905 aus Liebigs Fleischextrakt isoliert. Es wird mit der Nahrung hauptsächlich in Fleisch- und Fleischprodukten aufgenommen. Carnitin ähnelt den Vitaminen und transportiert langkettige Fettsäuren in die Mitochondrien, die Zellkraftwerke, in denen die Fettsäure-Beta-Oxidation und die Energieproduktion stattfinden. Ein Carnitinmangel führt zu einer Transportstörung und damit zu einer Abbaustörung langkettiger Fettsäuren. Ein Carnitinmangel ist daher eine absolute Kontraindikation für die Einleitung einer ketogenen Diät. Er wird durch zahlreiche verschiedene Stoffwechselstörungen verursacht.

Energiestoffwechselstörungen

Einzelne Energiestoffwechelstörungen (PDHC-Mangel, Atmungsketten-Komplex-I-Defekt, siehe Seite 38–39) können sich unter ketogener Diät deutlich verbessern. Andere Energiestoffwechseldefekte können sich unter ketogener Diät jedoch so drastisch verschlechtern, dass die ketogene Diät hier eine absolute Kontraindikation ist. Die ketogene Diät darf nicht eingesetzt werden bei Störungen der Atmungsketten-Komplexe II, III, IV und V, da diese Komplexe eine große Bedeutung beim Fettabbau haben. Bei einem Kind mit Verdacht auf eine Energiestoffwechselstörung ist eine genaue Diagnosestellung vor dem Behandlungsbeginn mit ketogener Diät notwendig und meist nur durch die Entnahme und Untersuchung von Muskelgewebe möglich.

Hypercholesterinämie und Hypertriglyzeridämie

Erhöhte Blutfette (Cholesterin und Triglyceride) finden sich relativ häufig bei Erwachsenen. Die Erhöhung der Blutfette wird in der Regel durch eine zu kalorienreiche Ernährung und

Übergewicht verursacht. Langfristig führt dieses zu Erkrankungen der Blutgefäße wie Arteriosklerose und begünstigt das Auftreten von Herzinfarkt und Schlaganfall. Bereits bei Kindern können starke Erhöhungen der Blutfette vorkommen, die meist durch genetische Defekte verursacht werden. Unter ketogener Diät kann es bei betroffenen Patienten zu massiven Steigerungen der Blutfette kommen, die dann bereits im Kindesalter zu schwerwiegenden Blutgefäßerkrankungen führen können. Vor Einleitung einer ketogenen Diät müssen daher die Blutfette bestimmt und das Vorliegen einer Hypercholesterinämie und Hypertriglyzeridämie ausgeschlossen werden.

Kohlenhydrat- und Eiweißstoffwechselerkrankungen

Nicht nur Energie- und Fettstoffwechselerkrankungen können Kontraindikationen der ketogenen Diät darstellen. Auch bestimmte Kohlenhydrat- und Eiweißstoffwechselerkrankungen können sich unter einer ketogenen Diät so drastisch verschlechtern, dass sie vor Einleitung der Diät weitgehend auszuschließen sind. Die Aufrechterhaltung eines ausreichend hohen Blutzuckerspiegels ist lebensnotwendig. Glukose wird als Baustein der Kohlenhydrate mit der normalen Nahrung in großer Menge zugeführt. Beim Fasten sind die körpereigenen Kohlenhydratvorräte der Leber rasch erschöpft. Glukose kann daher aus Bestandteilen von Eiweißen und Fetten sowie aus dem Stoffwechselzwischenprodukt Acetyl-CoA hergestellt werden. Liegen angeborene Störungen dieser körpereigenen Glukoseherstellung vor, so kommt es schon nach kurzen Nüchternperioden zu einem raschen Absinken der Blutzuckerkonzentration mit einer gefährlichen Unterzuckerung. Daher darf eine ketogene Diät bei Hinweisen auf das Vorliegen einer Glukose-Synthese-Störung nicht eingeleitet werden.

Auch bestimmte Eiweißabbaustörungen, bei denen vermehrt organische Säuren im Urin nachgewiesen werden (Organoazidopathien), können sich unter einer ketogenen Diät erheblich verschlechtern.

Intermittierende Porphyrie

Besondere Vorsicht ist auch geboten bei Vorliegen einer intermittierenden Porphyrie. Hierbei handelt es sich um eine Erkrankung bei der die Bildung des roten Blutfarbstoffes gestört ist. Die Erkrankung führt zu akuten Krankheitsattacken mit krampfartigen Bauchschmerzen, einer Nervenentzündung, zu Verwirrtheit und Halluzinationen. Diese Erkrankungsattacken können u. a. durch Hunger mit verringerter Kohlenhydrataufnahme ausgelöst werden. Diese Erkrankung bleibt im Kindesalter meist unerkannt und tritt erst im jungen Erwachsenenalter auf. Akute Erkrankungsschübe können durch eine ketogene Diät ausgelöst werden.

Relative Kontraindikationen

Relative Kontraindikation bedeutet, dass es durch die ketogene Diät zum Auftreten leichter bis schwerwiegender Nebenwirkungen kommen kann. Daher sollte in der Regel diese Behandlung nicht durchgeführt werden. Es ist aber immer für den einzelnen Patienten abzuwiegen, ob der möglicherweise positive Effekt der Behandlung nicht das Risiko des Auftretens von Nebenwirkungen übersteigt. Die Entscheidung für oder gegen eine Behandlung wird dann im Rahmen eines ausführlichen Aufklärungsgesprächs zwischen Eltern und Arzt getroffen.

Relative Kontraindikationen sind bestehende Erkrankungen, die sich unter ketogener Diät verschlechtern können. Einige dieser Erkrankungen werden im Folgenden aufgezählt und kurz beschrieben:

Herzerkrankungen

- bestimmte Formen von Herzmuskelschwäche (dilatative Kardiomyopathie)
- Herzrhythmusstörungen (z. B. Long-QT-Syndrom)

Die ketogene Diät kann zu einer geringen Verlangsamung der Herzfrequenz führen, daher müssen Herzrhythmusstörungen und eine Herzmuskelschwäche vor Einleitung einer ketogenen Diät ausgeschlossen werden. Um diese Erkrankungen zu erkennen, werden eine EKG-Untersuchung und eine Herz-Ultraschalluntersuchung durchgeführt.

Erkrankungen des Magen-Darm-Trakts

- chronische Lebererkrankungen
- rezidivierende Bauchspeicheldrüsenentzündungen

Die Leber ist das zentrale Organ des Stoffwechsels. Der Fettabbau findet überwiegend in der Leber statt. Unter ketogener Diät wurde das Auftreten von Entzündungen der Bauchspeicheldrüse beschrieben. Daher sollte vor Beginn einer Behandlung mit ketogener Diät das Vorliegen chronischer Erkrankungen von Leber und Bauchspeicheldrüse durch eine genaue Erhebung der Krankengeschichte, eine Blutentnahme und eine Ultraschalluntersuchung des Bauches ausgeschlossen werden.

Nierenerkrankungen

Nierensteine. Ketonkörper werden überwiegend über die Niere im Urin ausgeschieden und können dort z. B. mit einem Teststäbchen nachgewiesen werden. Unter ketogener Diät können sich Nierensteine bilden. Um eventuell bereits vorhandene Nierensteine zu erkennen, wird vor Beginn der ketogenen Diät eine Ultraschalluntersuchung von Nieren, Harnleiter und Harnblase durchgeführt. Bereits bestehende Nierensteine können sich unter ketogener Diät verschlechtern und stellen daher eine relative Kontraindikation dar.

Renale tubuläre Azidose. Eine renale tubuläre Azidose ist eine zur Übersäuerung des Körpers führende Nierenerkrankung. Unter ketogener Diät werden verstärkt Säuren gebildet, z. B. Beta-Hydroxybuttersäure. Die ketogene Diät – bei bestehender tubulärer Azidose – kann so zu einer bedrohlichen Übersäuerung des Körpers führen, und sollte daher bei dieser

Kontraindikation nur nach entsprechender Abwägung der Gefahren und des möglichen Nutzens eingesetzt werden.

Atemwegserkrankungen

Schwere Ateminsuffizienz. Ketonkörper werden nicht nur mit dem Urin ausgeschieden, sondern teilweise auch mit der Atemluft als Aceton abgeatmet. Aceton hat einen apfelartig-fruchtigen Geruch, den man bei Kindern unter ketogener Diät riechen kann. Bei einer schweren Atemschwäche können Ketonkörper nicht ausreichend abgeatmet werden. Daher ist eine schwere Ateminsuffizienz eine Kontraindikation der ketogenen Diät.

Unklare und schwere Erkrankungen

Unklare Erkrankungen schränken die Einleitung einer ketogenen Diät ein. Hierzu gehören Krankheiten mit unklaren Bewusstseinszuständen. Eine ungeklärte Grundkrankheit kann immer durch einen Stoffwechseldefekt verursacht sein, der sich unter einer ketogenen Diät verschlechtern könnte. Auch bei Krankheiten mit einem reduzierten Allgemeinzustand und/oder zunehmendem Gewichtsverlust sollte in der Regel keine ketogene Diät durchgeführt werden.

Medikamente

Die Einnahme bestimmter Medikamente, die in den Stoffwechsel eingreifen, ist eine relative Kontraindikation der ketogenen Diät. Hierzu gehören häufig eingesetzte Medikamente zur Behandlung von Epilepsien:

Valproat (z. B. Ergenyl, Orfiril, Convulsofin). Valproat ist eines der häufigsten Antiepileptika, da es gut gegen fokale und generalisierte Anfälle wirkt. Valproat hat eine den Fettsäuren ähnliche chemische Struktur. Valproat kann daher den Abbau von Fettsäuren in der Leber hemmen. Dieses kann zu Problemen mit der ketogenen Diät führen. Vor Beginn der ketogenen Diät sollte überlegt werden, ob Valproat abgesetzt oder ausgewechselt werden kann.

Andere Antiepileptika

- Sultiam (Ospolot)
- Topiramat (Topamax)
- Azetolamid (Diamox).

Diese drei Antiepileptika haben einen gemeinsamen Wirkmechanismus zur Epilepsiebehandlung. Sie hemmen die Carboanhydrase und führen dadurch zu einer Übersäuerung des Bluts. In der Einleitungsphase der ketogenen Diät tritt bei vielen Patienten eine Übersäuerung auf. Die Kombination von einem dieser drei Medikamente mit der Einleitung einer ketogenen Diät kann zu einer bedrohlichen Übersäuerung im Blut führen. Gegebenenfalls müssen dann Medikamente zum Abpuffern gegeben und die ketogene Diät eventuell abgebrochen werden. Andererseits gibt es Berichte über mehrere Patienten, die trotz einer Behandlung, z. B. mit Topiramat, erfolgreich mit ketogener Diät behandelt werden konnten. Prinzipiell sollte der behandelnde Arzt mit den Eltern in der Vorplanung einer ketogenen Diät überlegen, die medikamentöse Behandlung zuvor auf ein anderes Medikament umzustellen.

Notwendige Untersuchungen vor Einleitung einer ketogenen Diät

Im Allgemeinen sollten folgende Untersuchungen vor Einleitung der ketogenen Diät durchgeführt worden sein:

Routine-Untersuchungen

Blutentnahme mit Routine-Labordiagnostik:

- Blutbild mit Untersuchung eines Differenzialblutbilds der weißen Blutkörper und Zählung der Blutplättchen (Thrombozyten),
- Blutzucker und Blutgasanalyse,
- Elektrolyte: Natrium, Kalium, Calcium und Phosphat,
- Leberwerte: GOT, GPT, GGT, AP, Bilirubin,

- Nierenwerte: Kreatinin und Harnstoff,
- Pankreas: Lipase,
- Blutfette: Triglyceride und Cholesterin,
- Medikamentenspiegel.

Urinuntersuchung auf:

- Sticks auf Zellen, Eiweiß, Zucker, Aceton und spezifisches Gewicht,
- Calcium/Kreatinin-Konzentration.

Spezialuntersuchungen

Untersuchungen von Blut und Urin auf angeborene Stoffwechselerkrankungen.

Blutuntersuchung. Nüchtern-Blutentnahme mit Bestimmung von:

- Lactat (zum Ausschluss von Energiestoffwechselerkrankungen).
- Ammoniak (zum Ausschluss von Harnstoffzyklusdefekten).
- Aminosäuren (zum Ausschluss von Eiweißstoffwechselerkrankungen).
- Gesamt-Carnitin, Acylcarnitine und freies Carnitin und Acylcarnitine im Trockenblut: Durch eine Untersuchung einer Trockenblutkarte wird nach Veränderungen der Konzentration und der Zusammensetzung von Carnitin und Carnitin-Verbindungen gesucht. Hierdurch können mit hoher Empfindlichkeit vor allem Fettsäureoxidationsstörungen und Einweißabbau-Erkrankungen nachgewiesen werden.
- Blutzuckertagesprofil: Bestimmte Kohlenhydratstoffwechselerkrankungen, die mit Unterzuckerungen einhergehen, lassen sich am besten mit einem Blutzuckertagesprofil, d.h. mit wiederholten Blutzuckerbestimmungen während des Tages und ggf. auch während der Nacht, feststellen. Am ehesten ist am Morgen vor dem Frühstück und nach der nächtlichen Nahrungspause mit dem Auftreten von Unterzuckerungen zu rechnen. Dieses sind typischerweise Stoff-

wechseldefekte der Glukoseneubildung oder hormonelle Störungen wie eine zu hohe Insulinausschüttung. Bei klinischem Verdacht auf diese Erkrankungen sollte ein Blutzuckertagesprofil bestimmt werden.

Urinuntersuchung. Bei dieser Untersuchung wird in einem Screening nach verschiedenen Stoffwechselerkrankungen hauptsächlich von Eiweißen und Fetten (Fettsäureoxidationsdefekte, Ketonkörperbildungs- und -abbaustörungen) gesucht. Werden Veränderungen gefunden, müssen weiterführende Untersuchungen durchgeführt werden. Ein Normalbefund bei dieser Untersuchung schließt die Erkrankungen nicht mit 100%iger Sicherheit aus. Die Urinuntersuchung kann unauffällig sein, wenn sie im symptomfreien Intervall und nicht in der akuten Stoffwechselkrise mit akuter Erkrankung durchgeführt wird.

Weitere Untersuchungen

Bei ursächlich ungeklärten Epilepsien und insbesondere bei Epilepsien aufgrund einer voranschreitenden Gehirnerkrankung sollte vor Behandlungsbeginn mit ketogener Diät eine Lumbalpunktion (Nervenwasser-Untersuchung) durchgeführt werden. Die nötigen apparativen Untersuchungen, die vor Beginn einer ketogenen Diät durchgeführt worden sein sollten, wurden bereits auf S. 47 aufgelistet.

Stoffwechselgrundlagen zur Berechnung

Wie der Kalorien- und Proteinbedarf sowie die Zusammensetzung der Mahlzeit berechnet werden, haben wir bereits auf den Seiten 79–81 geschildert. An dieser Stelle soll noch etwas ausführlicher dargestellt werden, wie sich der Gesamtenergieverbrauch des Körpers zusammensetzt.

Energiestoffwechsel

Der Energieverbrauch ist bei einer Person bei normaler Ernährung und Aktivität konstant, während er zwischen den Personen unterschiedlich ist. Aufgrund der Unterschiede im Energieverbrauch haben verschiedene Menschen gleichen Geschlechts, gleicher Größe und gleichen Alters bei gleicher Energiezufuhr ein unterschiedliches Körpergewicht. Diese Unterschiede im Energieverbrauch hängen von genetischen Faktoren, der Körperzusammensetzung (Fett und fettfreie Masse des Körpers), dem hormonellen Zustand und dem Aktivitäts- und Essverhalten ab. Welche Faktoren den Energieumsatz beeinflussen und wie hoch der Energieumsatz für verschiedene Altersgruppen geschätzt bzw. gemessen wird, soll im Folgenden besprochen werden.

Der Gesamtenergieverbrauch eines Menschen ist in die drei Komponenten

- Grundumsatz (basale metabolische Rate = BMR),
- diätinduzierte Thermogenese (DIT) und
- aktivitätsinduzierte Thermogenese (AIT)

eingeteilt. Von einem regulatorischen Standpunkt her müssen diese drei Komponenten als eigenständig aufgefasst werden. Die in der folgenden Abbildung aufgeführten prozentua-

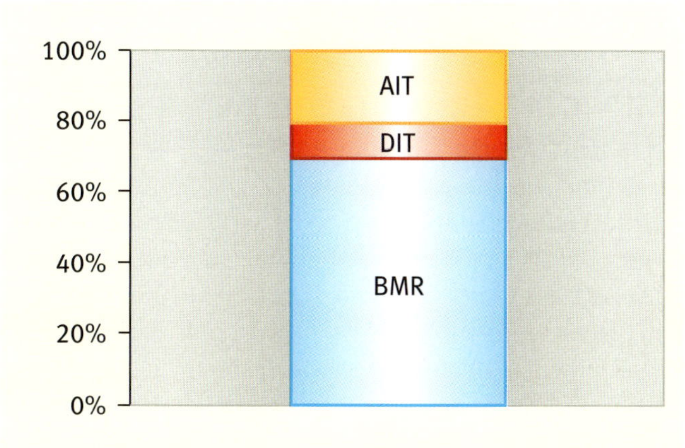

Gesamtenergieverbrauch des Körpers:
BMR = basale metabolische Rate
DIT = diätinduzierte Thermogenese
AIT = aktivitätsinduzierte Thermogenese.

len Anteile der Komponenten am Gesamtenergieverbrauch sind Mittelwerte bei geringer körperlicher Aktivität.

Der Grundumsatz

Der Grundumsatz (BMR) ist die Energieproduktion des Körpers, die unter Vermeidung jedes äußeren Energieverlusts (z. B. körperliche Aktivität) zur Erhaltung der Organfunktion nötig ist. Die BMR hat mit durchschnittlich 65–70 % den größten Anteil am Gesamtenergieverbrauch. Die wichtigste Voraussetzung zur Messung der BMR ist körperliche Ruhe, das heißt die Messung bezieht sich auf die Organe, die stets aktiviert sind, wie das Gehirn, Herz, Atemmuskulatur, Leber und Nieren.

Die höchsten prozentualen Anteile am Ruheumsatz haben die Leber und das Gehirn mit jeweils 25 %. Der Anteil des Gehirns ist sehr hoch, wenn man bedenkt, dass das Gewicht des Gehirns nur etwa 2 % vom Gesamtkörpergewicht ausmacht. Eine durchschnittliche Muskelmasse am Körper, die 40–50 % von der Gesamtkörpermasse ausmacht, hat hingegen mit 18 % einen relativ geringen Anteil am Ruheumsatz. Allerdings ist die Muskelmasse am Körper der Anteil, der am meisten zwischen verschiedenen Personen variiert. Möchte man den Grundumsatz einer Person schätzen, so bekommt man die beste Schätzung, wenn man weiß, wie viel Muskelmasse am Körper ist.

Der Grundumsatz von Kindern und Erwachsenen kann leicht mit Hilfe der indirekten Kalorimetrie gemessen werden.

Die diätinduzierte Thermogenese

Die diätinduzierte Thermogenese ist eine durchschnittlich 8–10 %ige Erhöhung des Energieverbrauchs über den Grundumsatz, die nach einer Mahlzeit einsetzt. Energie, die für die Verdauung und Verstoffwechselung der Mahlzeit benötigt wird. Dieser Anstieg hängt mit erhöhtem Sauerstoffverbrauch, erhöhter Herzfrequenz und Erhöhung des Schlagvolumens nach Nahrungsaufnahme zusammen. Das Ausmaß dieses Anstieges hängt von verschiedenen Faktoren ab:

- Ausmaß der Nahrungsaufnahme (je mehr Nahrung aufgenommen wird, desto höher ist der Anstieg der DIT)
- Ernährungsmuster (die DIT ist über den Tag verteilt höher, wenn z. B. vier kleine Mahlzeiten anstatt einer einzigen hochkalorischen Mahlzeit aufgenommen werden),
- Nahrungszusammensetzung (die Verstoffwechselung von Kohlenhydraten und Proteinen entspricht innerhalb des physiologischen Bereiches genau der Nahrungszusammensetzung, während der Fettstoffwechsel eine zu hohe Fettaufnahme nicht ausgleichen kann. Überflüssige Nahrungsfette werden als Fettdepots gespeichert. Die DIT ist bei fettreicher Nahrung geringer als bei kohlenhydratreicher Nahrung).

Die DIT kann leicht mit Hilfe der indirekten Kalorimetrie bestimmt werden.

Die aktivitätsinduzierte Thermogenese

Die aktivitätsinduzierte Thermogenese (AIT) bezeichnet die Erhöhung des Energieverbrauchs, die aufgrund körperlicher Aktivitäten eintritt. Bei bereits geringen Körperbewegungen bzw. Muskelbeanspruchungen macht die AIT 10–25 % vom Gesamtenergieverbrauch aus. Einen besonders hohen Energieverbrauch haben körperlich sehr aktive Personen und Sportler. Die AIT ist die variabelste der drei Komponenten des Gesamtenergieverbrauchs. Um zu einer realistischen Abschätzung des Energiebedarfs zu kommen, muss die körperliche Aktivität genau betrachtet werden.

Mögliche Mangelzustände

Eiweißmangel

Bei Kindern unter ketogener Diät muss auf eine ausreichend hohe Eiweißzufuhr geachtet werden, um zu verhindern, dass sich ein Eiweißmangel entwickelt. Der Eiweißbedarf von Kindern ist bezogen auf das Körpergewicht deutlich höher als bei

Erwachsenen, da Eiweiß für das Wachstum eine zentrale Bedeutung hat. Vereinzelt wurde unter ketogener Diät die Entwicklung eines Eiweißmangels beschrieben, der durch eine Erhöhung der Eiweißzufuhr ausgeglichen werden konnte.

Calciummangel

Die Einseitigkeit der ketogenen Diät kann zu einer verminderten Calciumzufuhr führen. Ein Calciummangel wirkt sich hauptsächlich und zuerst auf den Knochen aus. Calcium wird dann verstärkt aus dem Knochen abgegeben, um ausreichend hohe Blutcalciumspiegel aufrechtzuerhalten. Dieses kann zu einer Knochenerweichung führen.

Carnitinmangel

Unter ketogener Diät kann es zu einer Erniedrigung des freien Carnitins im Serum kommen. Dieser Carnitinmangel ist in der Regel asymptomatisch, d.h. er wird nicht bemerkt. Eine Rarität ist ein symptomatischer Carnitinmangel unter ketogener Diät. Leitsymptome sind hier die Muskelschwäche und verminderte Muskelspannung mit Abgeschlagenheit und verringerter körperlicher Leistungsfähigkeit.

Besondere Vorsicht ist bei der gleichzeitigen Behandlung mit Valproat geboten, da sich unter einer Behandlung mit Valproat ein Carnitinmangel mit einem Valproat-assoziierten Leberversagen entwickeln kann.

Vitaminmangel

Vielfältige Vitaminmangelerscheinungen können unter ketogener Diät auftreten, wenn keine prophylaktische Vitamingabe durchgeführt wird. Als eindrucksvolles Beispiel sei die Entwicklung einer beidseitigen Sehnervenschädigung mit Sehschwäche als Folge eines Vitamin-B_1-Mangels genannt. Diese Sehnervenschädigung bildete sich unter einer Behandlung mit Vitamin B_1 zurück.

Spurenelementemangel

Auch Mangelerscheinungen verschiedener Spurenelemente wurden unter ketogener Diät ohne gleichzeitige Behandlung mit Spurenelementen beschrieben. So wurden erniedrigte Serumkonzentrationen von Selen unter ketogener Diät bestimmt. Bei einem Patienten fand sich in der Herzechographie eine Herzmuskelschwäche, die sich unter zusätzlicher Gabe von Selen zurückbildete. Ein einmalig beschriebener Mangel von Kupfer führte zu Veränderungen der Haarstruktur.

Seltene Nebenwirkungen

Im Folgenden sind einige sehr seltene, mögliche Nebenwirkungen aufgeführt, die bisher nur bei einzelnen Patienten unter ketogener Diät beobachtet wurden.

Bauchspeicheldrüsenentzündung

Bisher wurde von einem Patienten berichtet, der aufgrund einer angeborenen Stoffwechselerkrankung mit ketogener Diät behandelt wurde. Nach 8-jähriger Behandlung mit ketogener Diät entwickelte sich eine dramatisch verlaufende Bauchspeicheldrüsenentzündung an der der Junge verstarb.

Nebenwirkungen auf das Herz

In einem Einzelfall wurde die Entwicklung einer Herzmuskelschwäche (dilatative Kardiomyopathie) unter ketogener Diät beschrieben, die sich nach Abbruch der Diät zurückbildete.

Blut und Knochenmark

Unter ketogener Diät kann es in Einzelfällen zu einer Verminderung der roten Blutkörperchen durch eine Verringerung ihrer Lebenszeit kommen. Außerdem ist eine Unterdrückung der Knochenmarkfunktion mit einer verminderten Bildung von roten und weißen Blutzellen und Blutplättchen beschrieben worden.

Service

Bücher zum Weiterlesen

Folgende deutsche Literatur steht zur Verfügung (in alphabetischer Reihenfolge):

Elmadfa, I., Aign, W., Muskat, E., Fritzsche D. (2000/2001). Die große GU Nährwert Kalorientabelle. Gräfe und Unzer Verlag. € 12,90 Nährwerttabelle.

Baumeister, F.A.M. (2004). Ketogene Diät. Ernährung als Therapiestrategie. Heilbronn. SHS Verlagsgesellschaft.
Dieses Buch wendet sich an Fachpersonal. Es bespricht u. a. die vielen möglichen Wirkmechanismen der ketogenen Diät.

Klepper J., Leiendecker, B. Szczerbak, B. und Malm, C. »Die ketogene Diät« – Grundlagen, Einsatzgebiete, Berechnung und Anwendung – Ein Ratgeber mit praktischen Anleitungen. Milupa.
Der Ratgeber kann unter der Telefonnummer: 06172/99-1187 kostenlos bestellt werden.

Krämer, G. (2005). Epilepsie von A–Z. Medizinische Fachwörter verstehen. TRIAS – Medizinverlage Stuttgart.
ISBN 3-8304-3229-1. € 19,95
Rund 1000 Stichworte zum Thema Epilepsie sind hier kurz und leicht verständlich erklärt. Über die Epilepsie hinaus finden Sie auch allgemeine medizinische Ausdrücke, die Ihnen begegnen können. Außerdem alle wichtigen Wortkombinationen und Abkürzungen.

Krämer, G. (2003). Diagnose Epilepsie. TRIAS – Medizinverlage Stuttgart.
ISBN 3-8304-3077-9. € 14,95
Das Buch »Diagnose Epilepsie« wurde für Betroffene und deren Angehörige geschrieben. Es bietet fundierte Informationen zu den Bereichen:

- die Krankheit verstehen,
- die besten Therapien für sich nutzen und
- Ihren Alltag optimal gestalten.

Krämer, G. (2005). Der große TRIAS-Ratgeber Epilepsie. TRIAS – Medizinverlage Stuttgart. ISBN 3-8304-3129-5. € 24,95
Dieses Buch gibt Antworten auf die 200 häufigsten Fragen zur Epilepsie. Es eignet sich ideal zum Nachschlagen und bietet kompaktes Basiswissen im Frage-Antwort-Stil.

Schneble, H. (1999). Epilepsie bei Kindern: Wie Ihre Familie damit leben lernt. TRIAS – Medizinverlage Stuttgart.
ISBN 3-89373-528-3. € 17,95
Dieser Elternratgeber hilft Ihnen, die Krankheit Ihres Kindes besser zu verstehen und bietet praktische Alltagstipps. Sie erfahren:

- was Epilepsie ist,
- wie der Arzt untersucht und behandelt,
- wie Sie die besten Chancen für Ihr Kind nutzen können.

Reidelbach, S. (1999). Die ketogene Diät. Rezepte und ihre praktische Anwendung. Reha-Verlag. Remagen.
Buchbestellungen über:
www.susanne-reidelbach.de
In diesem Buch sind Rezepte zur ketogenen Diät mit Mengenangaben veröffentlicht. Trotzdem müssen Sie jedes Rezept für Ihr Kind (am besten in Absprache mit Ihrer Diätassistentin) neu berechnen.

Aus deutschen Fachzeitschriften sind zwei Arbeiten besonders zu erwähnen:

Klepper et al. (2004). Die ketogene Diät in den deutschsprachigen Ländern im Jahr 2003: Eine Standortbestimmung. Klinische Pädiatrie, 216, 277–285

Rating, D. (1999). Ketogene Diät – eine alte neue Therapie? Nervenheilkunde, 18; 297–303

Die Empfehlungen zur Nährstoffzufuhr wurden aus:
Deutsche Gesellschaft für Ernährung (DGE) (2000): Dach Referenzwerte für die Nährstoffzufuhr, 1. Auflage, Umschau/Braus und

Deutsche Gesellschaft für Ernährung (DGE) (1989, 1991): Empfehlungen für die Nährstoffzufuhr, Umschau Verlag, Frankfurt entnommen.

Weitaus mehr Literatur findet sich im englischsprachigen Raum. Hervorragende Bücher sind zum Beispiel:

Freeman, J.M., Freeman, J.B., Kelly, MT (2000). The Ketogenic Diet: A Treatment for Epilepsy, Demos Publications, New York

Stafstrom, C.E. und Rho, J.M. (2004). Epilepsy and the Ketogenic Diet. Humana Press, Totowa

Adressen und hilfreiche Internetseiten

Auswahl einiger Kinderkliniken, die die Behandlung mit ketogener Diät anbieten (in alphabetischer Reihenfolge, ohne Anspruch auf Vollständigkeit):

Universitätsklinikum **Essen**
Klinik für Kinder- und Jugendmedizin
Hufelandstr. 55
45122 Essen
PD Dr. med. Jörg Klepper
joerg.klepper@uni-essen.de
Tel.: (02 01) 7 23–21 76

Epilepsiezentrum **Kork**
Landstr. 1
77694 Kehl-Kork
Frau Dr. Wiemer-Kruel
Tel.: (0 78 51) 84–2 45

Universitätskinderklinik **München**
Schwabing
Kölner Platz 1
80804 München
PD Dr. Baumeister
E-Mail: f.baumeister@frz.tum.de
Tel.: (0 89) 30 68–33 52

Klinikum **Oldenburg**
Zentrum für Kinder- und Jugendmedizin
Neuropädiatrie
Dr.-Eden-Str. 10
26131 Oldenburg
Prof. Dr. Christoph Korenke
E-Mail : neuropaediatrie@klinikum-oldenburg.de
Tel.: (04 41) 4 03–20 17

Auf der Homepage der Gesellschaft für Neuropädiatrie wird im Frühjahr 2005 eine Liste der deutschen Kliniken erscheinen, die ketogene Diät gemäß den Leitlinien der »Arbeitsgruppe Ketogene Diät« anbieten unter: www.neuropaediatrie.com unter der Rubrik: Ärzte/Empfehlungen

Deutsche Epilepsievereinigung e.V.
Tel.: (0 30) 3 42 44 14
Epilepsie-Hotline: 01 80–1 42 42 42
www.epilepsie.sh
1988 haben Vertreter von zahlreichen Epilepsie-Selbsthilfegruppen die Deutsche Epilepsievereinigung e.V. gegründet. Sie vertritt seitdem auf nationaler und internationaler Ebene die Interessen von Menschen mit Epilepsie.

Deutscher Ketarier & Selbsthilfeverein e. V.
Tel.: (03 62 05) 7 71 40
www.ketarier.de
Selbsthilfeverein zur praktischen Anwendung der ketogenen Ernährung.

Epilepsie Bundes-Elternverband
Tel./Fax: (02 02) 2 98 84 65
E-Mail: kontakt@epilepsie-elternverband.de
www.epilepsie-elternverband.de
Ziel der Verbandsarbeit ist, die Kompetenz der Eltern zu stärken und Sicherheit im Umgang mit der Erkrankung zu geben.

Epilepsie-Netz
Tel.: (02 01) 42 38 20
E-Mail: neuro-consil@t-online.de
www.epilepsie-netz.de
Das Epilepsie-Netz ist eine unabhängige Website für alle, die von Epilepsie betroffen sind, für deren Angehörige und für Epileptologen. Sie bietet laienverständliche Epilepsie-Information zu den Epilepsien und ihrer Behandlung.

Förderverein Glukosetransporter-(GLUT1-) Defekt e. V.
Tel.: (04 21) 2 57 45 01
E-Mail: g.mehrtens@glut1.de
www.glut1.de
Forum über das sich Eltern mit vom GLUT1-Defekt betroffenen Kindern und Jugendlichen, sowie Ärzte und Diätassistenten über die Stoffwechselkrankheit GLUT1-Defekt und deren Therapie – die ketogene Diät – informieren können.

Informationszentrum Epilepsie
Die Webseite bietet zahlreiche Informationen für Betroffene und Ärzte. Adressen von Epileptologen aus Ihrem Postleitzahlenbereich erhalten Sie per E-Mail oder telefonisch:
Tel.: (05 21) 12 41 17 von 9–12 Uhr
E-Mail: ize@izepilepsie.de
www.izepilepsie.de

Interessenvereinigung für Anfallskranke – IfA Köln e.V.
E-Mail: info@epilepsie-online.de
www.epilepsie-online.de

Die IfA Köln e.V. besteht seit 1981. Die Mitglieder setzen sich aus Anfallskranken, Angehörigen, Eltern anfallskranker Kinder, Fachärzten und Freunden/Förderern zusammen.

Stiftung Michael
Tel.: (0 40) 5 38 85 40
www.stiftung-michael.de
1962 errichtete Dr. Fritz Harzendorf, dessen Sohn Michael an Epilepsie erkrankt war, eine Stiftung zur Erforschung und Bekämpfung der Anfallskrankheiten.

Stiftung Noah
Unter: www.stiftung-noah.de
ist unter dem Link »andere Themen« »Reportagen« die ketogene Diät aufgeführt. Die Diät wird hier gut erklärt. Achten Sie auch hier darauf, die veröffentlichten Rezepte nicht mit den genannten Mengenangaben in die Diät Ihres Kindes aufzunehmen.

Tuberöse Sklerose Deutschland e.V.
Unter: www.tuberoesesklerose.de
kann man in dem Suchfenster das Stichwort »ketogene Diät« eingeben. Hier findet sich ein Bericht einer Mutter, deren Sohn für längere Zeit ketogen ernährt wurde.

Literatursuche (jedoch in Englisch)
Die National Institutes of Health haben eine sehr gute Webseite:
www.ncbi.nlm.nih.gov/pubmed
Geben Sie in der »Suchzeile« den Begriff »ketogenic diet« ein und Sie werden fast 500 Artikel (die meisten in Englisch) zur ketogenen Diät finden. Möchten Sie etwas Spezielles über die ketogene Diät erfahren, so spezifizieren Sie Ihre Suche. Zum Beispiel »ketogenic diet and kidney stones«, wenn Sie etwas über den Zusammenhang von ketogener Diät und Nierensteine lesen möchten.

Die Universität Stanford in Palo Alto, CA, hat eine sehr gute Webseite über die ketogene Diät:
www.stanford.edu/group/ketodiet
Auf dieser Webseite befindet sich auch das hier besprochene Programm zur Berechnung der Diät.

Vorlage für ein Ernährungstagebuch

ERNÄHRUNGSTAGEBUCH		
Name:	Datum:	Gewicht des Kindes:
Uhrzeit	Was und wie viel wurde gegessen und getrunken?	Besonderes

Vorlage für ein Anfallstagebuch

ANFALLSTAGEBUCH		
Name:	Datum:	Medikation:
Uhrzeit	**Art und Dauer des Anfalls**	**Besonderes**

Notfallausweis: ketogene Diät

________________________________ ist seit dem _________________ auf eine ketogene Diät zur Behandlung einer Epilepsie eingestellt. Die ketogene Diät wird mathematisch exakt berechnet und beinhaltet einen extrem hohen Fettanteil (ca. 90 % der aufgenommenen Nahrung), einen adäquaten Eiweißanteil (ca. 7 %) und einen sehr geringen Kohlenhydratanteil (ca. 3 %).

Falls es die Situation zulässt, achten Sie bitte darauf, ________________________________ keine zusätzlichen Kohlenhydrate/Zucker (auch nicht in Form von Dextrose, Dextrin, Fruktose, Honig, Laktose, Maltose, Mannitol, Melasse, Saccharose, Sirup, Sorbit, Stärke) zu geben, da eine hohe Gefahr des erneuten Auftretens von Krampfanfällen besteht. Dies betrifft auch alle zusätzlich gegebenen Medikamente.

In Notfallsituationen sollten immer eine Bestimmung des Blutzuckers und eine Blutgasanalyse durchgeführt werden.

Die meisten Kinder mit ketogener Diät haben Glukosewerte zwischen 50 und 80 mg/dl. Bei Blutzucker > 46 mg/dl kohlenhydratfreie Infusionslösungen verwenden. Bei Blutzucker < 45 mg/dl 30 ml Apfelsaft oral geben, oder Glukose (0,5 g/kg Körpergewicht) verwenden. Nach 20 Minuten erneut kontrollieren.

Eine metabolische Azidose findet sich bei Flüssigkeitsmangel oder einem zu geringen Kohlenhydratanteil in der Nahrung. Bei einem BE ≤ 8–10 oder Blut pH-Werten < 7,35 sollte Flüssigkeit, ggf. auch Kohlenhydrate (30 ml Apfelsaft oral oder Glukose 0,5 g/kg Körpergewicht) gegeben werden.

Falls das Kind stationär aufgenommen wird, werden die Eltern die Mahlzeiten zu Hause zubereiten und mit in das Krankenhaus bringen.

Bei aller Vorsicht gilt jedoch, dass in schweren Notfällen das Kind erst stabilisiert wird. Die ketogene Diät kommt dann an zweiter Stelle.

Bitte kontaktieren Sie bei allen Unsicherheiten das Keto-Team:

Adresse: ____

Behandelnder Arzt: ______________________________________

Telefon: ____

Tabelle : Kohlenhydratgehalt ausgewählter Medikamente

Inhaltsstoff	geschützter Handelsname (Beispiel)	Dosis pro Tabl./ Dosis pro ml Lösung	KH und KH-Stoff-wechselprodukte	Gramm KH pro Dosis
Antiallergika/Antihistaminika				
Zetirizin	Zyrtec Tropfen Zyrtec Saft	1 ml (20 Tr. enthält 10 mg) 1 ml enthält 1 mg	Glycerol Sorbitol	0 10 ml = 3,16 g
Antibiotika				
Acithromycin	Zithromax-Trockensaft Zithromax-Filmtabletten	5 ml enth. 200 mg 250 mg	Saccharose Lactose, Maisstärke	5 ml = 3,84 g
Amoxicillin	Amoxicillin Ratiopharm 250TS/500/TS Amoxicillin Ratiopharm Filmtabletten Infectomox 250/500/750 Infectomox 750/1000 Tabletten	5 ml enth. 250/500 mg 500 mg/750 mg/1000 mg 5 ml enth. 250/500/750 mg 750/1000 mg	Saccharose Carboxymethylstärke, Cellulose Citrat Stärke	5 ml = 2,16 g 5 ml = 1 g < 50 mg
Amoxicillin/Clavulansäure	Augmentan Trockensaft Augmentan forte Trockensaft Augmentan Filmtabletten 875/125 mg	25 mg Amoxicillin/6,25 mg Clavulansäure 50 mg Amoxicillin/12,5 mg Clavulansäure 875 mg Amoxicillin/125 mg Clavulansäure	Bernsteinsäure Bernsteinsäure Cellulose, Carboxymethylstärke	0 0 0
Cefaclor	Infectocef 125/250 Saft Infectocef 500 Kapseln	5 ml enthalten 125 mg/ 250 mg 500 mg	Saccharose Maisstärke, Gelatine	5 ml = 3,00 g < 50 mg
Cefixim	Cephoral Trockensaft Cephoral Filmtabletten	5 ml enth. 100 mg 200/400 mg	Saccharose Cellulose, Maisquellstärke	5 ml = 2,52 g < 100/200 mg
Cefuroxim	Elobact TS Elobact 125/250/500 mg Tabletten	5 ml enth. 125 mg 125/250/500 mg	Saccharose Cellulose Derivate	5 ml = 3,12 g 0

Merke : Gibt es von einem Medikament verschiedene Darreichungsformen (Tropfen, Saft, Tabletten, Zäpfchen) sind oft Tropfen oder Zäpfchen besser für Ihr Kind geeignet, da Säfte oft viel Zucker erhalten und auch Tabletten häufig Kohlenhydrate zugesetzt sind.

Fortsetzung : Kohlenhydratgehalt

Inhaltsstoff	geschützter Handelsname (Beispiel)	Dosis pro Tabl./ Dosis pro ml Lösung	KH und KH-Stoff-wechselprodukte	Gramm KH pro Dosis
Ciprofloxacin	Ciprobay 5 %/10 % Granulat für Suspension	5 ml enth. 250/500 mg	Saccharose	5 ml = 1,44 g/1,32 g
	Ciprobay Filmtabletten	250/500/750 mg	Cellulose, Maisstärke	
Clarithromycin	Klacid-Saft/forte-Saft	5 ml enth. 125/250 mg	Saccharose	5 ml = 3 g
	Klacid forte Filmtabletten	250/500 mg	Cellulose	
Erythromycin				
Erythromycinestolat	Infectomycin-Saft	5 ml enth. 100/200/400/600 mg	Saccharose	5 ml = 1,32 g
Erythromycinethylsuccinat	Paediathrocin TS/forte TS	5 ml enth. 200/400 mg	Saccharose	5 ml = 1,44/3,00 g
Nitrofurantoin	Nitrofurantoin retard ratiopharm	100 mg	Lactose, Maisstärke	
Penicillin	Isocillin Saft	5 ml = 300 000 IE	Saccharose	5 ml = 1,2 g
	Isocillin 1,2 Megafilmtabletten	1,2 Mio. IE	Maisstärke,Cellulose	
Sultamicillin	Unacid PD oral Trockensubstanz für Saft	7,5 ml = 375 mg	Saccharose	7,5 ml = 5,04 g
	Unacid oral Filmtabletten	375 mg	Lactose, Maisstärke	
Trimethoprim	Infectotrimet Saft 50/100	5 ml = 50/100 mg	Sobitol	5 ml = 1,4 g
	Infectotrimet 50/100/150 Tabletten	50/100/150 mg	Lactose, Maisstärke, Cellulose	< 10/< 20/< 25 mg
Trimethoprim/ Sulfamethoxaxol	Eusaprim K/E Suspension	5 ml = 40/80 mg T u. 200/400 mg S	Sorbitol	5 ml = 2,4 g
	Eusaprim Tabletten	160 mg T u. 800 mg S	Carboxymethylstärke	< 0,12 g
	Infectotrimet 500/100 Saft	5 ml = 50/100 mg	Sorbitol	5 ml = 1,44 g
Antiepileptika				
Brom (Kaliumbromid)	Dibro Be	850 mg	Cellulose	0
Carbamazepin	Carbamazepin Ratiopharm retard	200/400 mg	Maisstärke, Cellulose	
	Tegretal retard	200/400/600 mg	Cellulose und Polycarboxy-methylstärke	
	Tegretal Suspension	5 ml = 100 mg	Sorbitol, Sorbinsäure	5 ml = 90 mg

Fortsetzung : Kohlenhydratgehalt

Inhaltsstoff	geschützter Handelsname (Beispiel)	Dosis pro Tabl./ Dosis pro ml Lösung	KH und KH-Stoff-wechselprodukte	Gramm KH pro Dosis
Carbamazepin	Timonil retard	150/200/300/400/600 mg	Polycarboxymethylstärke, Cellulose	10/13/20/27/40
	Timonil Saft	5 ml = 100 mg		5 ml = 21,9 mg
Clobazam	Frisium	10/20 mg	Lactose	106/135 mg
Clonazepam	Rivotril Tropfen 1 ml	1 ml = 25 Tropfen = 2,5 mg		0
	Rivotril Tabletten	0,5/2 mg	Maisstärke, Kartoffelstärke	
Diazepam	Diazepam Supp. 10 mg			0
	Diazepam Rectiolen 5/10 mg			0
Ethosuximid	Petnidan Saft	5 ml = 250 mg	Zitronensäure	0
	Petnidan Kapseln	250 mg	Sorbitol	43 mg
Gabapentin	Neurontin Kapseln	100/300/400 mg	Lactose, Maisstärke	25/77/97
Lamotrigin	Lamictal Tabletten	2/5/25/50/100/200 mg	Polycarboxymethylstärke	
Levetiracetam	Keppra Filmtabletten	250/500/750/1000 mg	Maisstärke	58/116/174/232
Oxcarbacepin	Timox 60 mg/ml Suspension	1 ml = 60 mg	Sorbitol	1 ml = 15 mg
	Timox Filmtabletten	150/300/600 mg	Cellulose	0
	Trileptal 60 mg/ml Suspension	1 ml = 60 mg	Sorbinsäure, Cellulose	1 ml = 15 mg
	Trileptal Filmtabletten	150/300/600 mg	Cellulose	0
Phenobarbital	Luminaletten	15 mg	Lactose, Maisstärke, Cellulose	< 60 mg
	Luminal Tabletten	100 mg	Lactose, Maisstärke, Cellulose	< 70 mg
Phenytoin	Epanutin Kapseln	100 mg	Lactose	
	Phenhydan Tabletten	100 mg	Maisstärke, Polycarboxy-methylstärke	< 50 mg
Primidon	Liskantin Saft	5 ml = 125 mg	Polysaccharid-K	0
	Liskantin Tabletten	250 mg	Maisstärke, Polycarboxy-methylstärke	< 70 mg
Sultiam	Ospolot	50/200 mg	Lactose, Maisstärke	< 40 mg/< 160 mg
Topiramat	Topamax Filmtabletten	25/50/100/200 mg	Maisquellstärke, Cellulose	

Fortsetzung : Kohlenhydratgehalt

Inhaltsstoff	geschützter Handelsname (Beispiel)	Dosis pro Tabl./ Dosis pro ml Lösung	KH und KH-Stoffwechselprodukte	Gramm KH pro Dosis
Topiramat	Topamax Kapseln	25/50 mg	Saccharose, Maisstärke, Cellulose	
Valproinsäure	Ergenyl-Lösung	1 ml = 300 mg		0
	Ergenyl chrono	300/500 mg	Methylcellulose	
	Orfiril Saft	5 ml = 300 mg	Hypromellose	0
	Orfiril long	150/300/500/1000 mg	Gelantine	0
Vigabatrin	Sabril Granulat/Filmtabletten	500 mg	Cellulose	155 mg
Antimykotika				
Nystatin	Nystatin Lederle Tropfen	1 ml enth. 100 000 IE	Saccharose	1 ml = 0,60 g
	Moronal Suspension	1 ml enth. 100 000 IE	Saccharose	1 ml = 0,48 g
Fluconazol	Diflucan Trockensaft	5 ml enthält 50 mg	Saccharose	5 ml = 2,88 g
	Diflucan Kapseln	50/100/200 mg	Lactose und Maisstärke	
Erkältung, Husten und Bronchitis				
Acetylcystein	ACC 100/200/600 tabs Tabletten	100/200/600 mg	Maisstärke	1 Tabl.= 0,12 g
	ACC 100/200/-long Brausetabletten	1 Brausetabl. enth. 100/200/600 mg	Lactose, Mannitol	1 Brausetabl. = 1,2 g
	ACC 100/200 Beutel	1 Pulverbtl enth. 100/200 mg	Saccharose	1 Btl. = 2,88 g/2,76 g
Ambroxol	Mucosolvan Tropfen	2 ml (40 Tr.) enth. 30 mg	Sorbitol	5 ml = 0,6 g
	Mucosolvan Hustensaft	5 ml enth. 30 mg	Sorbitol	5 ml = 1,2 g
	Mucosolvan Filmtabletten	60 mg	Saccharose, Lactose	
	Mucosolvan Brausetabletten	60 mg	Saccharin-Natrium, Aspartam	
	Ambroxol Hustentropfen Lösung	1 ml enth. 7,5 mg		0
	Ambroxol Hustensaft Lösung	5 ml enth. 15 mg		0
	Ambroxol-ratiopharm 30/60 mg	30/60 mg	Lactose, Maisstärke	
Ambroxol und Clenbuterol	Spasmo-Mucosolvan Tropfen	2 ml (40 Tr.) enth. 15 mg A und 0,01 mg C	Glycerol	
	Spasmo-Mucosolvan Saft	5 ml enth. 7,5 mg A und 0,005 mg C	Sorbitol, Oligosaccharide	5 ml = 1,2 g
	Spasmo-Mucosolvan Tabletten	30 mg A/0,02 mg C	Lactose, Maisstärke	
Clenbuterol	Spiropent Tropfen	1 ml (20 Tr.) enth. 0,059 mg		0

Fortsetzung : Kohlenhydratgehalt

Inhaltsstoff	geschützter Handelsname (Beispiel)	Dosis pro Tabl./ Dosis pro ml Lösung	KH und KH-Stoff-wechselprodukte	Gramm KH pro Dosis
Clenbuterol	Spiropent-Saft	5 ml enth. 0,05 mg	Sorbitol, Glycerol, Weinsäure	
Clobutinol	Silomat Tropfen gegen Reizhusten	20 Tr. (0,67 ml) enth. 40 mg	Glycerol, 12 % Ethanol	
	Silomat Saft gegen Reizhusten	10 ml enth. 40 mg	Sorbitol	10 ml = 3,6 g
	Silomat Dragees gegen Reizhusten	40 mg	Lactose, Saccharose	
Codein	Codeinsaft von ct	100 g enth. 117 mg Codein-phosphat	Sorbitol	5 ml = 1,8 g
Noscapin	Capval Tropfen	100 g enthält 2,5 g		0
	Capval Saft	100 g enthält 0,5 g	Sorbitol	1 TL = 5 ml = 1,2 g
	Capval Drg.	25 mg		0
Oxymetazolin	Nasivin Nasentropfen	100 ml enth. 0,05 g		0
Pentoxyverincitrat	Sedotussin Tropfen	1 ml (30 Tr.) enthält 30 mg	Saccharin	
	Sedotussin Hustenstiller Saft	10 ml enth. 21,3 mg	Sorbitol	
	Sedotussin 8/20 mg Zäpfchen	8/20 mg		0
Pflanzliche Präparate	Prospan-Hustentropfenlösung	100 ml enth. 2 g Efeublätter-extrakt		0
	Prospan-Hustensaft	100 ml enth. 0,7 g Efeu-blättertrockenextrakt	Sorbitol	2,5 ml = 0,96 g
	Prospan-Hustentabletten	1 Tbl. ent. 25 mg Efeublätter-trockenextrakt	Maltodextrin, Maisstärke	
	Prospan-Hustenzäpfchen	1 Supp enth. 80 mg		0
Salbutamolsulfat	Sultanol Dosier-Aerosol FCKW-frei	1 Sprühstoß (75 mg) enth. 0,1 mg		0
	Sultanol-Inhalationslösung	1 ml enth. 5 mg		0
Theophyllin	Bronchoretard 100 junior/ 200 mite/350/500 forte	100/200/350/500 mg		0
Xylometazolin	Otriven gegen Schnupfen 0,025 %/0,05 %/0,1 % Nasen-tropfen	1 ml enth. 0,25 mg/0,5 mg/ 1 mg	nur bei 0,025 % : Sorbitol	
	Olynth 0,025 %/0,05 %/0,1 % Schnupfen-Lösung	1 ml enth. 0,25mg/0,5mg/ 1 mg	Sorbitol	

Fortsetzung : Kohlenhydratgehalt

Inhaltsstoff	geschützter Handelsname (Beispiel)	Dosis pro Tabl./ Dosis pro ml Lösung	KH und KH-Stoff-wechselprodukte	Gramm KH pro Dosis
Hormone				
Dexamethason	Fortecortin 0,5/2/4/8 Tabletten	0,5/2/4/8 mg	Saccharose, Lactose, Maisstärke	100 mg/100 mg/ < 200 mg/< 200 mg
Prednison	Decortin 1/5/20/50 mg Tabletten	1/5/20/50 mg	Lactose, Maisstärke	< 100 mg/< 100 mg/ < 200 mg/< 170 mg
Thyroxin	Euthyrox 25/50/75/100 µg Tabletten L-Thyrox 25/50/75/100 µg Tabletten Lixin liquid Henning	25 µg/50 µg/75 µg/100 µg 25 µg/50 µg/75 µg/100 µg 1 Tropfen enth. 5 µg	Lactose, Maisstärke Mannitol, Maisstärke, Cellulose	 0
Magen-Darm				
Dimenhydrinat	Vomex Kinder Supp. 40 mg Vomex Kinder Supp. 70 mg forte	1 Zäpfchen enth. 40 mg 1 Zäpfchen enth. 70 mg		0 0
Infectodiarrstop ORL Pulver R	Infectodiarrstop ORL Pulver	Beutel à 5,4 g	Glucose	1 Btl = 4 g
Oralpädon 240 Neutral R	Oralpädon 240 Neutral	Beutel à 4,9 g	Glucose	1 Btl. = 3,6 g
Elotrans Pulver R	Elotrans Pulver R	Beutel à 6,0 g	Glucose	1 Btl. = 4 g
Lactulose	Lactulose ratiopharm Sirup	100 g enth. 66,7 g Lactose	Fructose, Galaktose, Lactose	100 ml = 16,8 g
Metoclopramid	Metoclopramid Tropfen PB MCP-ratiopharm Tropfen MCP-ratiopharm 10 Tabletten MCP-ratiopharm 10 Zäpfchen	1 ml (17 Tr.) enth. 5,67 mg 1 ml (18 Tr.) enth. 4 mg 10 mg 1 Zäpfchen enth.10 mg	Sorbitol-Lösung 70 % Maisstärke	 0 0
Omeprazol	Antra MUPS 10/20/40 mg	10/20/40 mg	Saccharose, Maisstärke	
Ranitidin	Zantic 150/300 mg Filmtabletten Zantic 75 mg Magentabletten	150/300 mg 75 mg Ranitidin	Cellulose Cellulose	
Simeticon	Sab simplex Suspension	1 ml (25 Tropfen) enth. 69 mg		0

Fortsetzung : Kohlenhydratgehalt

Inhaltsstoff	geschützter Handelsname (Beispiel)	Dosis pro Tabl./ Dosis pro ml Lösung	KH und KH-Stoff-wechselprodukte	Gramm KH pro Dosis
Sucralfat	Ulcogant	1 Beutel enth. 1 g	Cellulose	
Mineralien, Spurenelemente und Vitamine				
Calcium	Calcium 500/1000 Brausetabletten (Hexal)	500/1000 mg		0
L-Carnitin	Carnitor 330 mg Tabellen (USA)			0
	L-Carn Trinklösung	10 ml enth. 1 g	Malat	10 ml = 34 mg
	L-Carn 1g-Injektionslösung	5 ml enth. 1 g		0
	Biocarn Lösung	3,3 ml enth. 1 g	Sorbitol	
Eisen	ferro sanol-Tropfen	1 ml (20 Tr.) enth. 30 mg Fe2+	70 % Sorbitol	
	ferro sanol-Dragees	40 mg Fe 2+	Glucosesirup, Saccharose, Maisstärke,	< 150 mg
	Ferrum Hausmann Lösung	1 ml (20 Tr.) enth. 50 mg Fe3+	Saccharose	
	Ferrum Hausmann Sirup	5 ml enth. 50 mg Fe 3+	Saccharose	10 ml = 4,8 g
Jodid	Jodid 100/200 ug Tabletten	100/200 ug	Lactose, Cellulose	
Kalium-Natrium-hydrogen-citrat	Uralyte-U	1 Messlöffel enthält 2,4 g		0
Magnesium	Magnesium Diasporal 150 Kapseln	150 mg	Cellulose	0
Mineralien/Spurenelemente/ Vitamine	Advit 1 für Säuglinge bis 4 Monate	2 Messlöffel (10 g) decken 100 % des Tagesbedarfs	Kohlenhydrate	10 g = 0,7 g
	Advit 2 für Säuglinge ab 4 Monate und Kinder bis 4 Jahre	2 Messlöffel (10 g) decken 100 % des Tagesbedarfs	Kohlenhydrate	10 g = 0,6 g
	Advit 3 für Kinder von 4 bis 10 Jahren	2 Messlöffel (10 g) decken 100 % des Tagesbedarfs	Kohlenhydrate	10 g = 0,5 g
	Advit 4 für Kinder ab 10 Jahre, Jugendliche und Erwachsene	2 Messlöffel (10 g) decken 100 % des Tagesbedarfs	Kohlenhydrate	10 g = 0,4 g
	Centrum Tabletten (Whitehall-Much)			0
Vitamine	Multibionta-Tropfen	Vitamin A, B1, B2. B6, C, D, E		0

Fortsetzung : Kohlenhydratgehalt

Inhaltsstoff	geschützter Handelsname (Beispiel)	Dosis pro Tabl./ Dosis pro ml Lösung	KH und KH-Stoff-wechselprodukte	Gramm KH pro Dosis
Vitamin D	Vigantoletten 500/1000	500/1000 IE	Saccharose-Maisstärke	< 90 mg/< 90 mg
	D-Fluoretten 500/1000	500/1000 IE	Saccharose, Laktulose, Glucosesirup	
Reisekrankheit				
Dimenhydrinat	Superpep/-forte Reisekaugummi-Dragees	10/20 mg	Saccharose, Sorbitol, Glukosesirup	
	Vomex Kinder Supp. 40 mg	1 Zäpfchen enth. 40 mg		0
	Vomex Kinder Supp. 70 mg forte	1 Zäpfchen enth. 70 mg		0
Schmerz- und Fiebermittel				
Acetylsalicylsäure	Aspirin-Tabletten	500 mg	Maisstärke, Cellulose	
	ASS-Ratiopharm	300 mg/500 mg	Maisstärke, Cellulose	
Ibuprofen	Dolormin-Ibuprofen-Saft für Kinder	5 ml enth. 100 mg	Saccharose, Maisstärke	5 ml = 1,56 g
	Ben-u-ron R Ibuprofen-Saft für Kinder	5 ml enth. 100 mg	Glucosesirup, Saccharose	
	Nurofen für Kinder Fiebersaft	5 ml enth. 100 mg	Mannitol, Zitronensäure	
	Nurofen 200 mg Brausegranulat	1 Dosiertablette enth. 200 mg	Cellulose, Saccharose, Äpfelsäure	
Metimazol	Novalgin-Tropfen	1 ml enth. 500 mg		0
	Novalgin-Filmtabletten	500 mg		0
	Novalgin Zäpfchen für Kinder/ Erwachsene	1 Supp. enth. 300/1000 mg		0
Paracetamol	Ben-u-ron-Zäpfchen	125 mg/250 mg/500 mg/ 1000 mg		0
	Paracetamol-Ratiopharm Zäpfchen	150 mg/250 mg/500 mg/ 1000 mg		0
	Paracetamol-Ratiopharm	500 mg	Maisstärke, Cellulose	

Stichwortverzeichnis

Stichwortverzeichnis

Bibliografische Information der Deutschen Bibliothek
Die Deutsche Bibliothek verzeichnet diese Publikation in der Deutschen Nationalbibliografie; detaillierte bibliografische Daten sind im Internet über http://dnb.ddb.de abrufbar

Programmplanung:
Uta Spieldiener

Lektorat:
Dipl.-Biol. Anne Bleick

Umschlaggestaltung:
Cyclus · Visuelle Kommunikation, Stuttgart

Umschlagfoto vorn: Zefa, hinten: Mauritius
Die abgebildeten Personen haben in keiner Weise etwas mit der Krankheit zu tun.
Abbildungen: Archiv der Thieme Verlagsgruppe

Textzeichnungen:
Viorel Constantinescu

Wichtiger Hinweis:
Wie jede Wissenschaft ist die Medizin ständigen Entwicklungen unterworfen. Forschung und klinische Erfahrung erweitern unsere Erkenntnisse, insbesondere was Behandlung und medikamentöse Therapie anbelangt. Soweit in diesem Werk eine Dosierung oder eine Applikation erwähnt wird, darf der Leser zwar darauf vertrauen, dass Autoren und Verlag große Sorgfalt darauf verwandt haben, dass diese Angabe **dem Wissensstand bei Fertigstellung des Werkes** entspricht.
Für Angaben über Dosierungsanweisungen und Applikationsformen kann vom Verlag jedoch keine Gewähr übernommen werden. **Jeder Benutzer ist angehalten,** durch sorgfältige Prüfung der Beipackzettel der verwendeten Präparate und gegebenenfalls nach Konsultation eines Spezialisten festzustellen, ob die dort gegebene Empfehlung für Dosierungen oder die Beachtung von Kontraindikationen gegenüber der Angabe in diesem Buch abweicht. Eine solche Prüfung ist besonders wichtig bei selten verwendeten Präparaten oder solchen, die neu auf den Markt gebracht worden sind. **Jede Dosierung oder Applikation erfolgt auf eigene Gefahr des Benutzers.** Autoren und Verlag appellieren an jeden Benutzer, ihnen etwa auffallende Ungenauigkeiten mitzuteilen.

Gedruckt auf chlorfrei gebleichtem Papier

Medizinverlage Stuttgart GmbH & Co. KG
Oswald-Hesse-Str. 50
70469 Stuttgart
Printed in Germany

Satz: Fotosatz H. Buck, Kumhausen
Druck: Westermann Druck Zwickau GmbH, Zwickau

ISBN 3-8304-3214-3 1 2 3 4 5 6

UNSER LESER-SERVICE FÜR SIE

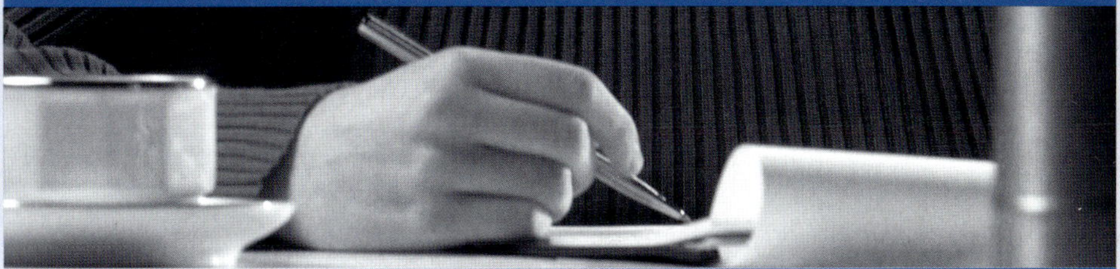

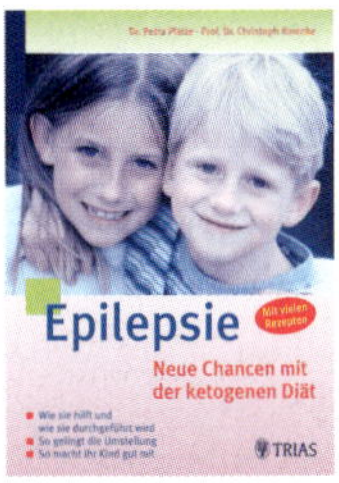

Liebe Leserin, lieber Leser,

wir freuen uns, dass wir Ihnen mit diesem Buch weiterhelfen konnten. Fragen zum Inhalt dieses Buches leiten wir gern an die Autorin oder den Autor weiter.

Auch Anregungen und Fragen zu unserem Programm wie auch Ihre Kritik sind uns herzlich willkommen!

Denn: **Ihre Meinung zählt.**
Deshalb zögern Sie nicht – schreiben Sie uns!

Ihre

Uta Spieldiener

- Adresse: Lektorat TRIAS Verlag
  Postfach 30 05 04
  70445 Stuttgart
- E-Mail Leserservice: heike.bacher@medizinverlage.de
- Fax: 0711-8931-748

Wdetstruck 679176